LAS RECETAS ITALIANAS 2022

RECETAS DELICIOSAS Y SANAS RAPIDAS DE HACER

GISELA DIGHISA

BUON

APPETITO

AMICI !!!

TABLA DE CONTENIDO

Coles de Bruselas asadas.. 11

Coles de Bruselas con Pancetta.. 13

Repollo Dorado con Ajo... 15

Repollo rallado con alcaparras y aceitunas... 17

Repollo con panceta ahumada 19

Cardos fritos 20

Cardos con Parmigiano-Reggiano... 23

Cardos en Crema.. 25

Zanahorias y Nabos con Marsala.. 27

Zanahorias Asadas con Ajo y Aceitunas... 29

Zanahorias en Crema.. 30

Zanahorias agridulces.. 32

Berenjena Marinada con Ajo y Menta... 34

Berenjena a la Parrilla con Salsa de Tomate Fresco... 36

"Sándwiches" de Berenjena y Mozzarella 38

Berenjena con Ajo y Hierbas.. 40

Palitos de berenjena a la napolitana con tomates.. 42

Berenjena Rellena de Prosciutto y Queso 44

Berenjena Rellena de Anchoas, Alcaparras y Aceitunas 47

Berenjena con Vinagre y Hierbas 50

Chuletas de berenjena frita 52

Berenjena con Salsa de Tomate Picante 54

Berenjena a la parmesana 56

Hinojo tostado 58

Hinojo con Queso Parmesano 60

Hinojo con salsa de anchoas 62

Judías Verdes con Perejil y Ajo 64

Judías Verdes con Avellanas 66

Judías verdes con salsa verde 68

Ensalada de judías verdes 69

Judías Verdes en Salsa de Tomate y Albahaca 71

Judías verdes con panceta y cebolla 73

Judías verdes con salsa de tomate y panceta 75

Judías Verdes con Parmigiano 77

Frijoles Cera con Aceitunas 79

Espinaca con Limon 81

Espinacas u otras verduras con mantequilla y ajo 83

Espinaca con Pasas y Piñones 85

Espinaca con Anchoas, Estilo Piamonte 87

Escarola con Ajo 89

Diente de León con Patatas 91

Champiñones con Ajo y Perejil 93

Hongos, Estilo Génova 95

Champiñones asados 97

Champiñones Crema 99

Champiñones Rellenos Cremosos Al Horno 101

Champiñones con Tomate y Hierbas 103

Hongos en Marsala 105

Champiñones a la plancha 107

Champiñones fritos 109

Gratinado de Champiñones 111

Champiñones Ostra con Salchicha 113

Pastelería de tarta salada 115

Tarta de espinacas y ricotta 118

Tarta de puerro 120

Sándwiches de mozzarella, albahaca y pimiento asado 122

Sándwiches de espinaca y robiola 124

Sándwich Riviera 126

Sándwiches triangulares de atún y pimiento asado 129

Sándwiches triangulares de jamón y higos 131

Manzanas Horneadas Amaretto 133

Pastel de manzana de Livia 136

Albaricoques en almíbar de limón 139

Bayas con Limón y Azúcar	141
Fresas con Vinagre Balsámico	143
Frambuesas con Mascarpone y Vinagre Balsámico	145
Cerezas en Barolo	147
Castañas asadas calientes	149
Conservas de higos	151
Higos bañados en chocolate	153
Higos en almíbar de vino	155
Higos horneados de Dora	157
Honeydew en almíbar de menta	159
Naranjas en Almíbar de Naranja	160
Naranjas Gratinadas con Zabaglione	162
Melocotones Blancos en Asti Spumante	164
Duraznos al vino tinto	165
Melocotones Rellenos De Amaretti	166
Peras en Salsa de Naranja	168
Peras con Marsala y Crema	170
Peras con salsa tibia de chocolate	172
Peras especiadas con ron	174
Peras Especiadas con Pecorino	176
Peras Escalfadas con Gorgonzola	179
Pastel de pudín de pera o manzana	181

Compota de frutas tibia 184

Fruta Caramelizada Veneciana 186

Fruta con Miel y Grappa 188

Ensalada de fruta de invierno 190

Fruta de verano a la parrilla 192

Ricotta tibia con miel...194

Café ricotta...195

Mascarpone y melocotones...197

Espuma de Chocolate con Frambuesas..199

Tiramisu..201

Tiramisú de fresa 204

Bagatela italiana...206

Sabayón...208

Zabaglione de chocolate 210

Zabaglione frío con frutos rojos 212

Gelatina de limón...214

Gelatina de Ron Naranja..216

Coles de Bruselas asadas

Cavolini al Forno

Rinde de 4 a 6 porciones

Si nunca ha probado las coles de Bruselas asadas, se sorprenderá de lo bien que saben. Los aso hasta que estén bonitos y dorados. Las hojas exteriores se vuelven crujientes mientras que las interiores permanecen suaves. Quedan muy bien con cerdo asado.

1 libra de coles de Bruselas

⅓ taza de aceite de oliva

Sal

3 dientes de ajo, en rodajas

1. Con un cuchillo pequeño, afeite una rodaja fina de la base de las coles de Bruselas. Córtelos por la mitad a través de la base.

2. Precalienta el horno a 375 ° F. Vierta el aceite en una fuente para asar lo suficientemente grande como para contener los brotes en una sola capa. Agrega los brotes, la sal y el ajo. Mezcle bien y voltee los brotes con el lado cortado hacia abajo.

3. Ase los brotes, revolviendo una vez, de 30 a 40 minutos, o hasta que estén dorados y tiernos. Servir caliente.

Coles de Bruselas con Pancetta

Cavolini di Bruxelles al Pancetta

Rinde de 4 a 6 porciones

El ajo y la panceta dan sabor a estos brotes. Sustituye la panceta por tocino para darle un toque de sabor ahumado.

1 libra de coles de Bruselas

Sal al gusto

2 cucharadas de aceite de oliva

2 rebanadas gruesas de panceta (2 onzas), cortadas en tiras de fósforo

4 dientes de ajo grandes, en rodajas finas

Pizca de pimiento rojo triturado

1. Con un cuchillo pequeño, afeite una rodaja fina de la base de las coles de Bruselas.

2. Traiga una olla grande con agua a hervir. Agrega los brotes y la sal al gusto. Cocine hasta que los brotes estén casi tiernos, unos 5 minutos.

3. En una sartén grande, cocine la panceta en el aceite hasta que esté ligeramente dorada, aproximadamente 5 minutos. Agrega el ajo y el pimiento rojo triturado y cocina hasta que el ajo esté dorado, unos 2 minutos más.

4. Agrega las coles de Bruselas, 2 cucharadas de agua y una pizca de sal. Cocine, revolviendo ocasionalmente, hasta que los brotes estén tiernos y comiencen a dorarse, aproximadamente 5 minutos. Servir caliente.

Repollo Dorado con Ajo

Cavolo al'Aglio

Rinde 4 porciones

El repollo cocinado de esta manera no sabe nada a la verdura blanda y empapada que a todos nos encanta odiar. Siempre pensé que cocinar demasiado el repollo arruinado, pero en este caso, como las coles de Bruselas asadas de arriba, la cocción lenta y prolongada dora el repollo y le da un sabor rico y dulce. Lo probé por primera vez en Manducatis, un restaurante en Long Island City cuyos dueños provienen de Montecassino en Italia.

1 repollo mediano (alrededor de 1 1/2 libras)

3 dientes de ajo grandes, finamente picados

Pimienta roja molida

1/4 taza de aceite de oliva

Sal

1. Recorta las hojas exteriores del repollo. Con un cuchillo de chef grande y pesado, corte el repollo en cuartos. Corta el núcleo. Corta el repollo en trozos pequeños.

2. En una olla grande, cocine el ajo y el pimiento rojo en el aceite de oliva a fuego medio-bajo hasta que el ajo esté dorado, aproximadamente 2 minutos.

3. Agrega el repollo y la sal. Revuelva bien. Tape y cocine, revolviendo con frecuencia, durante 20 minutos o hasta que el repollo esté ligeramente dorado y tierno. Agrega un poco de agua si el repollo comienza a pegarse. Servir caliente.

Repollo rallado con alcaparras y aceitunas

Cavolo al Capperi

Rinde 4 porciones

Las aceitunas y las alcaparras adornan el repollo rallado. Si no desea comprar un repollo entero, intente prepararlo con una bolsa de ensalada de col sin aderezar de la sección de frutas y verduras del supermercado. La marca que compro es una combinación de col blanca, un poco de col roja y zanahorias. Funciona perfectamente en esta receta.

4 cucharadas de aceite de oliva

1 col pequeña (alrededor de 1 libra)

Aproximadamente 3 cucharadas de agua

1 a 2 cucharadas de vinagre de vino blanco

Sal

1/2 taza de aceitunas verdes picadas

1 cucharada de alcaparras picadas

1. Recorta las hojas exteriores del repollo. Con un cuchillo de chef grande y pesado, corte el repollo en cuartos. Corta el núcleo. Corta los cuartos transversalmente en tiras estrechas.

2. En una olla grande, calienta el aceite a fuego medio. Agrega el repollo, el agua, el vinagre y una pequeña cantidad de sal. Revuelva bien.

3. Tape la olla y baje el fuego. Cocine hasta que el repollo esté casi tierno, unos 15 minutos.

4. Agrega las aceitunas y las alcaparras. Cocine hasta que el repollo esté muy tierno, unos 5 minutos más. Si queda mucho líquido en la sartén, destape y cocine hasta que se evapore. Servir caliente.

Repollo con panceta ahumada

Verze con Pancetta Affumicata

Rinde 6 porciones

Aquí hay otra receta tradicional friulana inspirada por el chef Gianni Cosetti. Gianni usa panceta ahumada para esta receta, pero puedes sustituirla por tocino o jamón ahumado.

2 cucharadas de aceite de oliva

1 cebolla mediana picada

2 onzas de panceta ahumada, tocino o jamón picado

½ cabeza mediana de repollo, en rodajas finas

Sal y pimienta negra recién molida

1. En una olla grande, cocine el aceite, la cebolla y la panceta durante 10 minutos o hasta que estén doradas.

2. Agregue el repollo y sal y pimienta al gusto. Baja el fuego. Tape y cocine por 30 minutos o hasta que esté muy suave. Servir caliente.

Cardos fritos

Cardoni Fritti

Rinde 6 porciones

Aquí hay una receta básica para los cardos: se hierven, se cubren con pan rallado y se fríen hasta que estén crujientes. Estos son buenos como parte de un surtido de antipasto o como guarnición con cordero o pescado.

1 limón cortado por la mitad

2 libras de cardos

3 huevos grandes

2 cucharadas de Parmigiano-Reggiano recién rallado

Sal y pimienta negra recién molida

2 tazas de pan rallado

Aceite vegetal para freír

Rodajas de limón

1. Exprime el limón en un tazón grande con agua fría. Recorta los extremos de los cardos y separa el tallo en costillas. Con un cuchillo de cocina, pele cada costilla para quitar los hilos largos y duros y las hojas. Corta cada costilla en longitudes de 3 pulgadas. Coloca los trozos en el agua con limón.

2. Ponga a hervir una cacerola grande con agua. Escurre los cardos y agrégalos a la sartén. Hervir hasta que esté tierno cuando se pincha con un cuchillo, aproximadamente de 20 a 30 minutos. Escurrir bien y enfriar con agua corriente. Seca las piezas con palmaditas.

3. Cubra una bandeja con toallas de papel. En un tazón poco profundo, bata los huevos con el queso, la sal y la pimienta al gusto. Extienda el pan rallado en una hoja de papel encerado. Sumerja los cardos en el huevo, luego enróllelos en el pan rallado.

4. En una sartén grande y profunda, caliente aproximadamente 1/2 pulgada de aceite a fuego medio hasta que una pequeña gota del huevo chisporrotee y se cocine rápidamente cuando se deja caer en la sartén. Agregue los suficientes cardos para que quepan en una capa sin amontonarse. Cocine, volteando los trozos con pinzas, hasta que estén dorados y crujientes por todos lados, aproximadamente de 3 a 4 minutos. Escurrir sobre

las toallas de papel. Manténgalos calientes en un horno bajo mientras fríe el resto. Sirva caliente con rodajas de limón.

Cardos con Parmigiano-Reggiano

Cardoni alla Parmigiana

Rinde 6 porciones

Los cardos tienen un sabor delicioso horneados con mantequilla y parmigiano.

1 limón cortado por la mitad

Aproximadamente 2 libras de cardos

Sal y pimienta recién molida

3 cucharadas de mantequilla sin sal

½ taza de Parmigiano-Reggiano recién rallado

1. Prepare los cardos como en Cardos fritos hasta el paso 2.

2. Coloque una rejilla en el centro del horno. Precalienta el horno a 450 ° F. Unte generosamente un molde para hornear de 13 × 9 × 2 pulgadas con mantequilla.

3. Coloca los trozos de cardo en la sartén. Salpicar con mantequilla y espolvorear con sal y pimienta. Esparce el queso por encima.

4. Hornee de 10 a 15 minutos, o hasta que el queso se derrita un poco. Servir caliente.

Cardos en Crema

Cardoni alla Panna

Rinde 6 porciones

Estos cardos se cuecen a fuego lento en una sartén con un poco de nata. Parmigiano-Reggiano proporciona el toque final.

1 limón cortado por la mitad

Aproximadamente 2 libras de cardos

2 cucharadas de mantequilla sin sal

Sal y pimienta negra recién molida

1 1/2 taza de crema espesa

1/2 taza de Parmigiano-Reggiano recién rallado

1. Prepare los cardos como en Cardos fritos hasta el paso 2.

2. En una sartén grande, derrita la mantequilla a fuego medio. Agrega los cardos y sal y pimienta al gusto. Revuelva hasta que esté cubierto con la mantequilla, aproximadamente 1 minuto.

3. Agrega la nata y deja hervir a fuego lento. Cocine hasta que la crema esté ligeramente espesa, aproximadamente 1 minuto. Espolvorear con queso y servir caliente.

Zanahorias y Nabos con Marsala

Misto di Rape e Carote

Rinde 4 porciones

El dulce Marsala con sabor a nuez realza el sabor de los tubérculos como las zanahorias y los nabos.

4 zanahorias medianas

2 nabos medianos o 1 colinabo grande

2 cucharadas de mantequilla sin sal

Sal

1 1/4 taza de Marsala seco

1 cucharada de perejil fresco picado

1. Pele las zanahorias y los nabos y córtelos en trozos de 1 pulgada.

2. En una sartén grande, derrita la mantequilla a fuego medio. Agrega las verduras y la sal al gusto. Cocine por 5 minutos, revolviendo ocasionalmente.

3. Agregue el Marsala. Tape y cocine 5 minutos más o hasta que el vino se evapore y las verduras estén tiernas. Espolvoree con perejil y sirva inmediatamente.

Zanahorias Asadas con Ajo y Aceitunas

Carote al Forno

Rinde 4 porciones

Las zanahorias, el ajo y las aceitunas son una combinación sorprendentemente buena, con la salinidad de las aceitunas jugando con la dulzura de las zanahorias. Los tenía en Liguria, cerca de la frontera con Francia.

8 zanahorias medianas, peladas y cortadas diagonalmente en rodajas de 1/2 pulgada de grosor

2 cucharadas de aceite de oliva

3 dientes de ajo, en rodajas

Sal y pimienta negra recién molida

1/2 taza de aceitunas negras suaves importadas sin hueso, como Gaeta

1. Coloque una rejilla en el centro del horno. Precalienta el horno a 425 ° F. En una bandeja para hornear grande, mezcle las zanahorias con el aceite, el ajo y sal y pimienta al gusto.

2. Ase 15 minutos. Agregue las aceitunas y cocine hasta que las zanahorias estén tiernas, unos 5 minutos más, sirva caliente.

Zanahorias en Crema

Carote alla Panna

Rinde 4 porciones

Las zanahorias se comen crudas con tanta frecuencia que nos olvidamos de lo buenas que pueden ser cuando se cocinan. En esta receta, la crema espesa complementa su dulce sabor.

8 zanahorias medianas

2 cucharadas de mantequilla sin sal

Sal

1/2 taza de crema espesa

Pizca de nuez moscada rallada

1. Pela las zanahorias. Córtelos en rodajas de 1/4 de pulgada de grosor.

2. En una cacerola mediana a fuego medio, derrita la mantequilla. Agrega las zanahorias y la sal al gusto. Tape y cocine, revolviendo ocasionalmente, hasta que las zanahorias se ablanden, aproximadamente 5 minutos.

3. Agregue la crema y la nuez moscada. Cocine hasta que la crema se espese y las zanahorias estén tiernas, de 4 a 5 minutos más. Servir inmediatamente.

Zanahorias agridulces

Carote en Agrodolce

Rinde 4 porciones

Me gusta servir estas zanahorias con cerdo o pollo asado. Si tiene un poco de perejil, menta o albahaca a mano, corte la hierba y mezcle con las zanahorias justo antes de servir.

8 zanahorias medianas

1 cucharada de mantequilla sin sal

3 cucharadas de vinagre de vino blanco

2 cucharadas de azúcar

Sal

1. Pela las zanahorias. Córtelos en rodajas de 1/4 de pulgada de grosor.

2. En una cacerola mediana, derrita la mantequilla a fuego medio. Agrega el vinagre y el azúcar y revuelve hasta que el azúcar se disuelva. Agrega las zanahorias y la sal al gusto. Tape la olla y

cocine hasta que las zanahorias se ablanden, aproximadamente 5 minutos.

3. Destape la sartén y cocine las zanahorias, revolviendo con frecuencia, hasta que estén tiernas, unos 5 minutos más. Gusto por condimentar. Servir caliente oa temperatura ambiente.

Berenjena Marinada con Ajo y Menta

Melanzane Marinate

Rinde de 4 a 6 porciones

Esto es excelente como guarnición con pollo a la parrilla o como parte de un surtido de antipasto. El calabacín y las zanahorias también se pueden preparar de esta manera.

2 berenjenas medianas (aproximadamente 1 libra cada una)

Sal

Aceite de oliva

3 cucharadas de vinagre de vino tinto

2 dientes de ajo finamente picados

1/4 taza de menta fresca picada

Pimienta negra recién molida

1. Recorta la parte superior e inferior de las berenjenas. Corta las berenjenas transversalmente en rodajas de 1/2 pulgada de grosor. Coloca las rodajas en un colador, espolvoreando cada capa con sal. Coloca la berenjena sobre un plato para que

escurra durante al menos 30 minutos. Enjuague la sal con agua fría y seque las rodajas con toallas de papel.

2. Precalienta el horno a 450 ° F. Cepille las rodajas de berenjena con el aceite y colóquelas con el lado aceitado hacia abajo en una sola capa sobre bandejas para hornear galletas. Cepille las tapas con aceite. Hornea las rodajas durante 10 minutos. Dar la vuelta y hornear hasta que esté dorado y tierno, unos 10 minutos más.

3. En un recipiente de plástico poco profundo con tapa hermética, haga una capa de rodajas de berenjena, superponiéndolas ligeramente. Espolvoree con vinagre, ajo, menta y pimienta. Repita las capas hasta que se utilicen todos los ingredientes.

4. Cubra y refrigere durante al menos 24 horas antes de servir. Estos se mantienen bien durante varios días.

Berenjena a la Parrilla con Salsa de Tomate Fresco

Melanzane alla Griglia con Salsa

Rinde 4 porciones

Aquí, las rodajas de berenjena se asan a la parrilla y luego se cubren con una salsa de tomate fresca. Sirva con hamburguesas, bistecs o chuletas. Hice preparar berenjenas de esta manera en Abruzzo, donde a menudo se usan chiles verdes frescos. Sustituya el pimiento rojo triturado de un frasco si lo prefiere.

1 berenjena mediana (aproximadamente 1 libra)

Sal

3 cucharadas de aceite de oliva

1 tomate mediano maduro

2 cucharadas de perejil fresco picado

1 cucharada de chile fresco finamente picado (o al gusto)

1 cucharadita de jugo de limón fresco

1. Recorta la parte superior e inferior de las berenjenas. Corta la berenjena transversalmente en rodajas de 1/2 pulgada de

grosor. Coloca las rodajas en un colador, espolvoreando cada capa con sal. Coloca la berenjena sobre un plato para que escurra durante al menos 30 minutos. Enjuague la sal con agua fría y seque las rodajas con toallas de papel.

2. Coloque una parrilla para barbacoa o parrilla a unas 5 pulgadas de la fuente de calor. Precaliente la parrilla o asador. Unte las rodajas de berenjena con aceite de oliva por un lado y colóquelas con el lado aceitado hacia la fuente del calor. Cocine hasta que esté ligeramente dorado, unos 5 minutos. Dar la vuelta a las rodajas y untarlas con aceite. Cocine hasta que esté dorado y tierno, aproximadamente 4 minutos.

3. Coloque las rodajas en una fuente, superponiendo ligeramente.

4. Corta el tomate por la mitad y exprime las semillas y el jugo. Picar el tomate. En un tazón mediano, mezcle el tomate con el perejil, el chile, el jugo de limón y la sal al gusto. Vierta la mezcla de tomate sobre la berenjena. Sirve a temperatura ambiente.

"Sándwiches" de Berenjena y Mozzarella

Panini di Mozzarella

Rinde 6 porciones

A veces agrego una rebanada de prosciutto doblada a estos "sándwiches" y los sirvo como antipasto. Vierta un poco de salsa de tomate si tiene un poco y espolvoree con Parmigiano rallado si lo desea.

2 berenjenas medianas (aproximadamente 1 libra cada una)

Sal

Aceite de oliva

Pimienta negra recién molida

1 cucharada de tomillo fresco picado o perejil de hoja plana

8 onzas de mozzarella fresca, en rodajas finas

1. Recorta la parte superior e inferior de las berenjenas. Con un pelador de hoja giratoria, retire tiras de piel a lo largo a intervalos de aproximadamente 1 pulgada. Corta las berenjenas transversalmente en un número par de rodajas de 1/2 pulgada de grosor. Coloca las rodajas en un colador, espolvoreando cada

capa con sal. Coloque el colador sobre un plato para que escurra durante al menos 30 minutos. Enjuague la sal con agua fría y seque las rodajas con toallas de papel.

2. Precalienta el horno a 450 ° F. Cepille las rodajas de berenjena con aceite de oliva y colóquelas con el lado aceitado hacia abajo en una sola capa sobre bandejas para hornear galletas. Cepille la parte superior con aceite adicional. Espolvorea la pimienta y las hierbas. Hornea 10 minutos. Dar la vuelta a las rodajas y hornear unos 10 minutos más, o hasta que estén ligeramente doradas y tiernas.

3. Saca las berenjenas del horno, pero deja el horno encendido.

4. Cubra la mitad de las rodajas de berenjena con mozzarella. Coloque las rodajas de berenjena restantes encima. Regrese las sartenes al horno por 1 minuto o hasta que el queso comience a derretirse. Servir caliente.

Berenjena con Ajo y Hierbas

Melanzane al Forno

Rinde de 6 a 8 porciones

Me gusta usar berenjenas japonesas largas y delgadas cuando las veo en el mercado de mi granjero durante los meses de verano. Son muy buenos para las comidas de verano simplemente asados con ajo y hierbas.

3 cucharadas de aceite de oliva

8 berenjenas japonesas pequeñas (todas aproximadamente del mismo tamaño)

1 diente de ajo, muy finamente picado

2 cucharadas de albahaca fresca picada

Sal y pimienta negra recién molida

1. Coloque una rejilla en el centro del horno. Precalienta el horno a 400 ° F. Engrase una bandeja para hornear grande.

2. Recorta los extremos del tallo de las berenjenas y córtalos por la mitad a lo largo. Haga varias hendiduras poco profundas en las

superficies cortadas. Coloca las berenjenas con los lados cortados hacia arriba en la bandeja para hornear.

3. En un tazón pequeño, mezcle el aceite, el ajo, la albahaca y la sal y pimienta al gusto. Extienda la mezcla sobre las berenjenas, empujando un poco por las ranuras.

4. Hornea de 25 a 30 minutos o hasta que las berenjenas estén tiernas. Servir caliente oa temperatura ambiente.

Palitos de berenjena a la napolitana con tomates

Bastoncini di Melanzane

Rinde 4 porciones

En Restaurant Dante and Beatrice en Nápoles, las comidas comienzan con una serie de pequeños aperitivos. Palitos de berenjenas pequeñas en salsa de tomate fresco y albahaca son uno de los platos que disfrutamos allí mi marido y yo. Las berenjenas japonesas son más suaves que la variedad de globo grande, pero cualquier tipo se puede utilizar para esta receta.

6 berenjenas japonesas pequeñas (alrededor de 1 1/2 libras)

Aceite vegetal para freír

Sal

2 dientes de ajo, pelados y ligeramente aplastados

Pizca de pimiento rojo triturado

3 cucharadas de aceite de oliva

4 tomates ciruela, pelados, sin semillas y picados

1/4 de taza de hojas de albahaca, apiladas y cortadas en tiras finas

1. Recorta la parte superior e inferior de las berenjenas y córtalas en 6 gajos a lo largo. Cortar transversalmente en 3 trozos. Seque los trozos con toallas de papel.

2. Cubra una bandeja con toallas de papel. Vierta aproximadamente 1/2 pulgada de aceite en una sartén mediana. Caliente a fuego medio hasta que un pequeño trozo de berenjena chisporrotee cuando se agregue a la sartén. Agregue con cuidado tantas berenjenas como quepan cómodamente en la sartén en una sola capa. Cocine, revolviendo ocasionalmente, hasta que se doren ligeramente alrededor de los bordes, aproximadamente 5 minutos. Retirar las berenjenas con una espumadera o una espumadera y escurrir sobre las toallas de papel. Repite con la berenjena restante. Espolvorea con sal.

3. En una sartén grande, cocine el ajo con el pimiento rojo en el aceite de oliva hasta que el ajo esté dorado, aproximadamente 4 minutos. Retirar y desechar el ajo. Agrega los tomates y cocina 5 minutos o hasta que espese.

4. Agregue las berenjenas y la albahaca y cocine 2 minutos más. Sazonar con sal al gusto. Servir caliente oa temperatura ambiente

Berenjena Rellena de Prosciutto y Queso

Melanzane Ripiene

Rinde 6 porciones

Primos, tíos y tías vinieron de toda la región la primera vez que mi esposo Charles y yo fuimos a visitar a sus parientes, que viven cerca del famoso Valle de los Templos en Agrigento en Sicilia. Cada unidad familiar quería que visitáramos su casa, comiéramos y pasáramos la noche. Queríamos pasar tiempo con todos, pero también queríamos ver algunos de los sitios históricos locales de los que siempre habíamos oído hablar mucho, y solo teníamos unos pocos días. Afortunadamente, la prima de mi esposo, Ángela, se hizo cargo y se aseguró de que estuviéramos bien atendidos. Cuando le dije que estaba interesado en la cocina local, me enseñó a hacer este delicioso platillo de berenjena.

6 berenjenas pequeñas (alrededor de 1 1/2 libras)

Sal

1/4 taza de aceite de oliva

1 cebolla mediana picada

1 tomate mediano

2 huevos batidos

½ taza de caciocavallo, provolone o parmigiano-reggiano rallado

1/4 taza de albahaca fresca finamente picada

2 onzas de prosciutto italiano importado, finamente picado

½ taza más 1 cucharada de pan rallado sin sabor

Sal y pimienta negra recién molida

1. Recorta la parte superior de las berenjenas y córtalas por la mitad a lo largo. Con un cuchillo pequeño afilado y una cuchara, saque la pulpa de las berenjenas, dejando las cáscaras de aproximadamente 1/4 de pulgada de grosor. Picar la pulpa de berenjena.

2. Coloca la berenjena picada en un colador. Espolvorear generosamente con sal y dejar escurrir sobre un plato al menos 30 minutos. Espolvorea las cáscaras de berenjena con sal y colócalas con los cortes hacia abajo en un plato para escurrir.

3. Enjuague la sal con agua fría y seque la berenjena con toallas de papel. Exprime la pulpa para extraer el agua.

4. En una sartén mediana, calienta el aceite a fuego medio. Agregue la cebolla y la berenjena picada y cocine, revolviendo

con frecuencia, hasta que estén tiernas, aproximadamente 15 minutos. Vierta la mezcla en un bol.

5. Corta el tomate por la mitad y exprime las semillas y el jugo. Picamos el tomate y lo añadimos al bol. Agregue los huevos, el queso, la albahaca, el prosciutto, 1/2 taza de pan rallado y sal y pimienta al gusto. Mezclar bien.

6. Coloque una rejilla en el centro del horno. Precalienta el horno a 400 ° F. Engrase una bandeja para hornear lo suficientemente grande como para contener las cáscaras de berenjena en una sola capa.

7. Rellena las cáscaras con la mezcla de berenjenas redondeando la superficie. Colócalos en la sartén. Espolvorea con 1 cucharada de pan rallado. Vierta 1/4 de taza de agua alrededor de las berenjenas. Hornee de 45 a 50 minutos o hasta que las cáscaras estén tiernas al pincharlas. Servir caliente oa temperatura ambiente.

Berenjena Rellena de Anchoas, Alcaparras y Aceitunas

Melanzane Ripiene

Rinde 4 porciones

Parece que no hay límite para las formas sicilianas de cocinar berenjenas. Éste combina los sabores clásicos de anchoas, aceitunas y alcaparras.

2 berenjenas medianas (aproximadamente 1 libra cada una)

Sal

¼ de taza más 1 cucharada de aceite de oliva

1 diente de ajo grande, finamente picado

2 tomates medianos, pelados, sin semillas y picados

6 filetes de anchoa

½ taza Gaeta picada u otras aceitunas negras suaves

2 cucharadas de alcaparras, enjuagadas y escurridas

1/2 cucharadita de orégano seco

⅓ taza de pan rallado seco

1. Recorta la parte superior de las berenjenas. Corta las berenjenas por la mitad a lo largo. Con un cuchillo pequeño afilado y una cuchara, saque la pulpa de berenjena, dejando una cáscara de aproximadamente 1/2 pulgada de espesor. Pica la pulpa en trozos grandes y colócala en un colador. Espolvorear generosamente con sal y poner sobre un plato para escurrir. Espolvorea el interior de las cáscaras de berenjena con sal y colócalas boca abajo sobre toallas de papel. Deje escurrir durante 30 minutos.

2. Enjuague la sal con agua fría y seque la berenjena con toallas de papel. Exprime la pulpa para extraer el agua.

3. Caliente el aceite en una sartén grande a fuego medio-alto hasta que un pequeño trozo de berenjena chisporrotee cuando se agregue a la sartén. Agregue la pulpa de berenjena y cocine, revolviendo con frecuencia, hasta que comience a dorarse, de 15 a 20 minutos. Agregue el ajo y cocine 1 minuto. Agrega los tomates, las anchoas, las aceitunas, las alcaparras, el orégano y la sal y pimienta al gusto. Cocine hasta que espese, unos 5 minutos más.

4. Coloque una rejilla en el centro del horno. Precalienta el horno a 400 ° F. Engrase una bandeja para hornear lo suficientemente grande como para contener las cáscaras de berenjena en una sola capa.

5. Rellena las cáscaras con la mezcla de berenjenas. Colócalos en la sartén. Mezcle el pan rallado con el aceite restante y espolvoréelo sobre las cáscaras. Hornee durante 45 minutos o hasta que las cáscaras estén tiernas al perforarlas. Deje enfriar un poco. Sirva tibio oa temperatura ambiente.

Berenjena con Vinagre y Hierbas

Melanzane alle Erbe

Rinde de 6 a 8 porciones

Planee hacer esto al menos una hora antes de servir. Dejarlo reposar le dará al vinagre la oportunidad de suavizarse. Me gusta servir esto con atún a la parrilla o pez espada como parte de una barbacoa de verano.

2 berenjenas medianas (aproximadamente 1 libra cada una) cortadas en trozos de 1 pulgada

Sal

1/2 taza de aceite de oliva

1/2 taza de vinagre de vino tinto

1/4 taza de azúcar

2 cucharadas de perejil fresco picado

2 cucharadas de menta fresca picada

1. Recorta la parte superior e inferior de las berenjenas. Corta las berenjenas en trozos de 1 pulgada. Coloca los trozos en un

colador, espolvoreando cada capa con sal. Coloque el colador sobre un plato para que escurra durante al menos 30 minutos. Enjuague la sal con agua fría y seque los trozos con toallas de papel.

2. Cubra una bandeja con toallas de papel. Caliente 1/4 de taza de aceite en una sartén grande a fuego medio. Agregue la mitad de los trozos de berenjena y cocine, revolviendo con frecuencia, hasta que se doren, aproximadamente 15 minutos. Con una espumadera, transfiera la berenjena a las toallas de papel para escurrir. Agrega el aceite restante a la sartén y sofríe la berenjena restante de la misma manera.

3. Retire la sartén del fuego y vierta con cuidado el aceite restante. Limpia con cuidado la sartén con toallas de papel.

4. Coloca la sartén a fuego medio y agrega el vinagre y el azúcar. Revuelva hasta que el azúcar se disuelva. Regrese toda la berenjena a la sartén y cocine, revolviendo, hasta que se absorba el líquido, aproximadamente 5 minutos.

5. Transfiera la berenjena a un plato para servir y espolvoree con el perejil y la menta. Dejar enfriar. Sirve a temperatura ambiente.

Chuletas de berenjena frita

Melanzane Fritte

Rinde de 4 a 6 porciones

La única dificultad con estas chuletas es que es difícil dejar de comerlas. Son tan buenos cuando están calientes y recién hechos. Sírvelos en sándwiches o como guarnición.

1 berenjena mediana (aproximadamente 1 libra)

Sal

2 huevos grandes

1/4 de taza de Parmigiano-Reggiano recién rallado

Pimienta negra recién molida

1/2 taza de harina para todo uso

1 1/2 tazas de pan rallado seco

Aceite vegetal para freír

1. Recorta la parte superior e inferior de las berenjenas. Corta la berenjena transversalmente en rodajas de 1/4 de pulgada de grosor. Coloca las rodajas en un colador, espolvoreando cada capa con sal. Coloque el colador sobre un plato para que escurra durante al menos 30 minutos. Enjuague la sal con agua fría y seque las rodajas con toallas de papel.

2. Pon la harina en un tazón poco profundo. En otro tazón poco profundo, bata los huevos, el queso y la sal y pimienta al gusto. Sumerja las rodajas de berenjena en la harina, luego en la mezcla de huevo, luego en el pan rallado, dando palmaditas para cubrir bien. Deje secar las rodajas en una rejilla durante 15 minutos.

3. Cubra una bandeja con toallas de papel. Encienda el horno al mínimo. En una sartén grande y pesada, caliente 1/2 pulgada de aceite hasta que una pequeña gota de la mezcla de huevo chisporrotee cuando toque el aceite. Agregue lo suficiente de las rodajas de berenjena para que quepan en una sola capa sin amontonarse. Freír hasta que se doren por un lado, aproximadamente 3 minutos, luego darles la vuelta y dorar por el otro lado, aproximadamente 2 a 3 minutos más. Escurre las rodajas de berenjena sobre las toallas de papel. Manténgalos calientes en un horno bajo mientras fríe el resto de la misma manera. Servir caliente.

Berenjena con Salsa de Tomate Picante

Melanzane en salsa

Rinde de 6 a 8 porciones

Este plato en capas es similar a la berenjena a la parmesana, sin el Parmigiano. Como no hay queso, es más ligero y fresco, agradable para las comidas de verano.

2 berenjenas medianas (aproximadamente 1 libra cada una)

Sal

Aceite de oliva

2 dientes de ajo machacados

2 tazas de puré de tomate

1/2 cucharadita de pimiento rojo triturado

1/2 taza de hojas de albahaca fresca cortadas

1. Recorta la parte superior e inferior de las berenjenas. Corta las berenjenas transversalmente en rodajas de 1/2 pulgada de grosor. Coloca las rodajas en un colador, espolvoreando cada capa con sal. Coloque el colador sobre un plato para que escurra

durante al menos 30 minutos. Enjuague la sal con agua fría y seque las rodajas con toallas de papel.

2. Coloque una rejilla en el centro del horno. Precalienta el horno a 450 ° F. Cepille dos moldes grandes de gelatina con aceite. Coloca las rodajas de berenjena en una sola capa. Cepille con aceite. Hornee hasta que esté ligeramente dorado, aproximadamente 10 minutos. Gire las rodajas con una espátula de metal y hornee hasta que el segundo lado esté dorado y las rodajas estén tiernas al pincharlas, unos 10 minutos más.

3. En una cacerola mediana, cocine el ajo en 1/4 de taza de aceite de oliva a fuego medio hasta que esté dorado, aproximadamente 2 minutos. Agrega el puré de tomate, el pimiento rojo y la sal al gusto. Cocine a fuego lento durante 15 minutos o hasta que espese. Desecha el ajo.

4. En un plato poco profundo, coloque la mitad de la berenjena en una sola capa. Unte con la mitad de la salsa y la albahaca. Repite con el resto de ingredientes. Sirve a temperatura ambiente.

Berenjena a la parmesana

Melanzane alla Parmigiana

Rinde de 6 a 8 porciones

Este es uno de esos platos de los que nunca me canso. Si prefieres no freír la berenjena, prueba a hacerla con rodajas a la plancha o al horno.

2 1/2 tazas Salsa marinara u otra salsa de tomate simple

2 berenjenas medianas (aproximadamente 1 libra cada una)

Sal

Aceite de oliva o aceite vegetal para freír

8 onzas de mozzarella fresca, rebanada

1/2 taza de Parmigiano-Reggiano o Pecorino Romano recién rallado

1. Prepara la salsa, si es necesario. Luego, recorte la parte superior e inferior de las berenjenas. Corta las berenjenas transversalmente en rodajas de 1/2 pulgada de grosor. Coloca las rodajas en un colador, espolvoreando cada capa con sal. Coloque el colador sobre un plato para que escurra durante al

menos 30 minutos. Enjuague la sal con agua fría y seque las rodajas con toallas de papel.

2. Cubra una bandeja con toallas de papel. Caliente aproximadamente 1/2 pulgada de aceite en una sartén grande a fuego medio hasta que un pequeño trozo de berenjena chisporrotee cuando se agregue a la sartén. Agregue lo suficiente de las rodajas de berenjena para que quepan en una sola capa sin amontonarse. Freír hasta que se doren por un lado, aproximadamente 3 minutos, luego darles la vuelta y dorar por el otro lado, aproximadamente 2 a 3 minutos más. Escurre las rodajas sobre las toallas de papel. Cocine las rodajas de berenjena restantes de la misma manera.

3. Coloque una rejilla en el centro del horno. Precalienta el horno a 350 ° F. Extienda una capa fina de salsa de tomate en una fuente para hornear de 13 × 9 × 2 pulgadas. Haz una capa de rodajas de berenjena, superponiéndolas ligeramente. Cubra con una capa de mozzarella, otra capa de salsa y una pizca de queso rallado. Repita las capas, terminando con berenjena, salsa y queso rallado.

4. Hornee por 45 minutos o hasta que la salsa burbujee. Deje reposar 10 minutos antes de servir.

Hinojo tostado

Finocchio al Forno

Rinde 4 porciones

Cuando era pequeño, nunca comíamos hinojo cocido. Siempre se servía crudo, agregando un crujiente refrescante a las ensaladas o servido en cuñas después de una comida, especialmente en las grandes fiestas navideñas. Pero hornear domestica parte del sabor y cambia la textura, de modo que se vuelve suave y tierno.

2 bulbos de hinojo medianos (aproximadamente 1 libra)

1/4 taza de aceite de oliva

Sal

1. Coloque una rejilla en el centro del horno. Precalienta el horno a 425 °F. Recorta los tallos verdes del hinojo hasta el bulbo redondeado. Elimine los hematomas con un cuchillo pequeño o un pelador de verduras. Corta una capa delgada del extremo de la raíz. Corta el hinojo por la mitad a lo largo. Corta cada mitad a lo largo en rodajas de 1/2 pulgada de grosor.

2. Vierta el aceite en un molde para hornear de 13 × 9 × 2 pulgadas. Agrega las rodajas de hinojo y dales la vuelta para

cubrirlas con aceite. Organiza las rodajas en una sola capa. Espolvorea con sal.

3. Cubre la sartén con papel de aluminio. Hornea 20 minutos. Destapar y hornear de 15 a 20 minutos más o hasta que el hinojo esté tierno al pincharlo con un cuchillo. Servir caliente oa temperatura ambiente.

Hinojo con Queso Parmesano

Finocchio alla Parmigiano

Rinde 6 porciones

Este hinojo se cuece a fuego lento en agua primero para que quede más tierno. Luego se cubre con Parmigiano rallado y se hornea. Sirva esto con ternera asada o cerdo.

2 bulbos pequeños de hinojo (alrededor de 1 libra)

Sal

2 cucharadas de mantequilla sin sal

Pimienta negra recién molida

¼ taza de Parmigiano-Reggiano rallado

1. Coloque una rejilla en el centro del horno. Precalienta el horno a 450 ° F. Unte generosamente con mantequilla una fuente para hornear de 13 × 9 × 2– pulgadas.

2. Recorta los tallos verdes del hinojo hasta el bulbo redondeado. Elimine los hematomas con un cuchillo pequeño o un pelador de verduras. Corta una capa delgada del extremo de la raíz. Corta

los bulbos a lo largo a través del núcleo en rodajas de 1/4 de pulgada de grosor.

3. En una olla grande, hierva 2 litros de agua. Agrega el hinojo y 1 cucharadita de sal. Reduzca el fuego y cocine a fuego lento sin tapar, hasta que el hinojo esté tierno y crujiente, de 8 a 10 minutos. Escurrir bien y secar.

4. Coloca las rodajas de hinojo en una sola capa en la fuente para hornear. Salpicar con mantequilla y espolvorear con sal y pimienta al gusto. Cubra con el queso. Hornee por 10 minutos o hasta que el queso esté ligeramente dorado. Servir caliente oa temperatura ambiente.

Hinojo con salsa de anchoas

Finocchio con Salsa di Acciughe

Rinde 4 porciones

En lugar de ablandar el hinojo hirviéndolo, en esta receta lo cubres y lo horneas, dejándolo cocer al vapor en su propio jugo. El sabor permanece intacto y el hinojo queda ligeramente crujiente pero aún tierno. Si prefieres el hinojo más suave, hiérvelo como en la receta deHinojo con Queso Parmesano.

Debido a que el hinojo cocinado de esta manera es tan sabroso, me gusta servirlo con pollo a la parrilla o chuletas de cerdo sin adornos. Esto también es un buen plato de antipasto a temperatura ambiente.

2 bulbos de hinojo medianos (aproximadamente una libra)

4 filetes de anchoa, escurridos y picados

2 cucharadas de perejil fresco picado

2 cucharadas de alcaparras, enjuagadas y escurridas

Pimienta negra recién molida

Sal (opcional)

¹1/4 taza de aceite de oliva

1. Coloque una rejilla en el centro del horno. Precalienta el horno a 375 ° F. Engrase una fuente para hornear de 13 × 9 × 2 pulgadas.

2. Recorta los tallos verdes del hinojo hasta el bulbo redondeado. Elimine los hematomas con un cuchillo pequeño o un pelador de verduras. Corta una capa delgada del extremo de la raíz. Corta los bulbos a lo largo a través del núcleo en rodajas de 1/4 de pulgada de grosor.

3. Coloca el hinojo en una sola capa en la sartén, superponiendo ligeramente las rodajas. Esparcir las anchoas, el perejil, las alcaparras y la pimienta por encima. Agregue sal, si lo desea. Rocíe con el aceite.

4. Cubre la sartén con papel de aluminio. Hornea 40 minutos o hasta que el hinojo esté tierno. Retire con cuidado el papel aluminio y hornee 5 minutos más, o hasta que el hinojo esté tierno al perforarlo, pero no suave. Deje que se enfríe un poco antes de servir.

Judías Verdes con Perejil y Ajo

Fagiolini al Aglio

Rinde 4 porciones

El perejil fresco es fundamental en la cocina italiana. Siempre guardo un montón en mi refrigerador. Cuando lo llevo a casa de la tienda, recorto los extremos y meto los tallos en un frasco de agua. Cubierto con una bolsa de plástico, el perejil se mantiene fresco al menos una semana en el refrigerador, especialmente si tengo cuidado de cambiar el agua del frasco. Lave el perejil antes de usarlo para eliminar la arena y pellizque las hojas de los tallos. Pica el perejil en una tabla con un cuchillo de chef grande, o si lo prefieres, simplemente córtalo en pedacitos. El perejil fresco picado agrega color y frescura a muchos alimentos.

Como variación, dale a estos frijoles un último lanzamiento en la sartén con un poco de ralladura de limón antes de servir.

1 libra de judías verdes

Sal

3 cucharadas de aceite de oliva

1 diente de ajo finamente picado

2 cucharadas de perejil fresco picado

Pimienta negra recién molida

1. Quita los extremos del tallo de las judías verdes. Ponga a hervir aproximadamente 2 litros de agua en una cacerola grande. Agrega los frijoles y la sal al gusto. Cocine sin tapar hasta que los frijoles estén tiernos pero crujientes, de 4 a 5 minutos.

2. Escurre los frijoles y sécalos. (Si no los va a usar inmediatamente, déjelos enfriar con agua corriente fría. Envuelva los frijoles en una toalla de cocina y déjelos a temperatura ambiente hasta 3 horas).

3. Justo antes de servir, calienta el aceite con el ajo y el perejil en una sartén grande a fuego medio. Agrega los frijoles y una pizca de pimienta. Mezcle suavemente durante 2 minutos hasta que esté caliente. Servir caliente.

Judías Verdes con Avellanas

Fagiolini al Nocciole

Rinde 4 porciones

Las nueces y las almendras también son buenas con estos frijoles, si lo prefiere.

1 libra de judías verdes

Sal

3 cucharadas de mantequilla sin sal

⅓ taza de avellanas picadas

1. Quita los extremos del tallo de las judías verdes. Ponga a hervir aproximadamente 2 litros de agua en una cacerola grande. Agrega los frijoles y la sal al gusto. Cocine sin tapar hasta que los frijoles estén tiernos pero crujientes, de 4 a 5 minutos.

2. Escurre bien los frijoles y sécalos. (Si no los va a usar inmediatamente, déjelos enfriar con agua corriente fría. Envuelva los frijoles en una toalla de cocina y déjelos a temperatura ambiente hasta 3 horas).

3. Justo antes de servir, caliente la mantequilla en una sartén grande. Agregue las avellanas y cocine, revolviendo con frecuencia, hasta que las nueces estén ligeramente tostadas y la mantequilla ligeramente dorada, aproximadamente 3 minutos.

4. Agrega los frijoles y una pizca de sal. Cocine, revolviendo con frecuencia, hasta que se caliente, de 2 a 3 minutos. Servir inmediatamente.

Judías verdes con salsa verde

Fagiolini al Pesto

Rinde 4 porciones

Agregue algunas papas nuevas hervidas a estas judías verdes, si lo desea. Sírvelos con filetes de salmón a la plancha o atún.

1/4 de taza Salsa verde

1 libra de judías verdes

Sal

1. Prepara la salsa verde, si es necesario. Luego, corte los extremos del tallo de las judías verdes. Ponga a hervir aproximadamente 2 litros de agua en una cacerola grande. Agrega los frijoles y la sal al gusto. Cocine sin tapar hasta que los frijoles estén tiernos, de 5 a 6 minutos.

2. Escurre bien los frijoles y sécalos. Mezcle con la salsa. Sirva tibio o a temperatura ambiente.

Ensalada de judías verdes

Fagiolini en Insalata

Rinde 6 porciones

Las anchoas y las hierbas frescas le dan sabor a esta ensalada de judías verdes. Si lo desea, agregue unas tiras de pimientos rojos asados.

1 1/2 libras de ejotes

4 filetes de anchoa

2 dientes de ajo finamente picados

2 cucharadas de perejil fresco picado

1 cucharada de menta fresca picada

1 1/4 taza de aceite de oliva

2 cucharadas de vinagre de vino tinto

Sal y pimienta negra recién molida

1. Quita los extremos del tallo de las judías verdes. Ponga a hervir aproximadamente 2 litros de agua en una cacerola grande.

Agrega los frijoles y la sal al gusto. Cocine sin tapar hasta que los frijoles estén tiernos, de 5 a 6 minutos.

2. Enjuague los frijoles con agua fría y escurra bien. Seque.

3. En un tazón mediano, combine las anchoas, el ajo, el perejil, la menta y la sal y pimienta al gusto. Batir el aceite y el vinagre.

4. Mezcle las judías verdes con el aderezo y sirva.

Judías Verdes en Salsa de Tomate y Albahaca

Fagiolini en Salsa di Pomodoro

Rinde 6 porciones

Estos van bien con salchichas o costillas a la parrilla.

1 1/2 libras de ejotes

Sal

2 cucharadas de mantequilla sin sal

1 cebolla pequeña finamente picada

2 tazas de tomates frescos pelados, sin semillas y picados

Pimienta negra recién molida

6 hojas frescas de albahaca, cortadas en trozos

1. Quita los extremos del tallo de las judías verdes. Ponga a hervir aproximadamente 2 litros de agua en una cacerola grande. Agrega los frijoles y la sal al gusto. Cocine sin tapar hasta que los frijoles estén tiernos pero crujientes, de 4 a 5 minutos. Enjuague los frijoles con agua fría y escurra bien. Seque.

2. En una cacerola mediana, derrita la mantequilla a fuego medio. Agregue la cebolla y cocine, revolviendo con frecuencia, hasta que esté dorada, aproximadamente 10 minutos. Agrega los tomates y sal y pimienta al gusto. Deje hervir a fuego lento y cocine 10 minutos.

3. Agregue las judías verdes y la albahaca. Cocine hasta que esté bien caliente, unos 5 minutos más.

Judías verdes con panceta y cebolla

Fagiolini alla Pancetta

Rinde 6 porciones

Las judías verdes son más sabrosas y tienen una mejor textura cuando se cocinan hasta que estén tiernas. El tiempo exacto de cocción depende del tamaño, la frescura y la madurez de los frijoles. Normalmente pruebo uno o dos para estar seguro. Me gustan cuando ya no se rompen pero no son blandos ni blandos. Esta receta es de Friuli-Venezia Giulia.

1 libra de judías verdes

Sal

1/2 taza de panceta picada (aproximadamente 2 onzas)

1 cebolla pequeña picada

2 dientes de ajo finamente picados

2 cucharadas de perejil fresco picado

2 hojas frescas de salvia

2 cucharadas de aceite de oliva

1. Quita los extremos del tallo de las judías verdes. Ponga a hervir aproximadamente 2 litros de agua en una cacerola grande. Agrega los frijoles y la sal al gusto. Cocine sin tapar hasta que los frijoles estén tiernos pero crujientes, de 4 a 5 minutos. Enjuague los frijoles con agua fría y escurra bien. Seque. Corta los frijoles en trozos pequeños.

2. En una sartén grande, cocine la panceta, la cebolla, el ajo, el perejil y la salvia en el aceite a fuego medio hasta que la cebolla esté dorada, aproximadamente 10 minutos. Agrega las judías verdes y una pizca de sal. Cocine hasta que esté bien caliente, unos 5 minutos más. Servir caliente.

Judías verdes con salsa de tomate y panceta

Fagiolini con Salsa di Pomodori e Pancetta

Rinde 4 porciones

Estos frijoles son una excelente comida con una frittata o tortilla.

1 libra de judías verdes

Sal

¼ taza de panceta picada (aproximadamente 1 onza)

1 diente de ajo finamente picado

2 cucharadas de aceite de oliva

2 tomates maduros grandes, pelados, sin semillas y picados

2 ramitas de romero fresco

Pimienta negra recién molida

1. Prepare los frijoles como se describe en el paso 1 del Judías verdes con panceta y cebolla receta, pero no las corte en pedazos.

2. En una cacerola mediana, cocine la panceta y el ajo en el aceite a fuego medio hasta que estén dorados, aproximadamente 5 minutos. Agregue los tomates, el romero, la sal y la pimienta al gusto. Deje hervir a fuego lento y cocine 10 minutos.

3. Agregue los frijoles a la salsa y cocine hasta que estén bien calientes, aproximadamente 5 minutos. Retirar el romero. Servir caliente.

Judías Verdes con Parmigiano

Fagiolini alla Parmigiana

Rinde 4 porciones

La ralladura de limón, la nuez moscada y el queso dan sabor a estas judías verdes. Utilice ingredientes frescos para obtener mejores resultados.

1 libra de judías verdes, cortadas

2 cucharadas de mantequilla

1 cebolla pequeña picada

½ cucharadita de ralladura de limón fresco rallado

Una pizca de nuez moscada recién molida

Sal y pimienta negra recién molida

¼ de taza de Parmigiano-Reggiano recién rallado

1. Quita los extremos del tallo de las judías verdes. Ponga a hervir aproximadamente 2 litros de agua en una cacerola grande. Agrega los frijoles y la sal al gusto. Cocine sin tapar hasta que los

frijoles estén tiernos pero crujientes, de 4 a 5 minutos. Enjuague los frijoles con agua fría y escurra bien. Seque.

2. En una sartén mediana, derrita la mantequilla a fuego medio. Agregue la cebolla y cocine hasta que esté dorada, aproximadamente 10 minutos. Agregue los frijoles, la ralladura de limón, la nuez moscada y sal y pimienta al gusto. Espolvoreamos con el queso y retiramos del fuego. Deje que el queso se derrita un poco y sirva caliente.

Frijoles Cera con Aceitunas

Fagiolini Giallo con Olive

Rinde 4 porciones

Las aceitunas negras brillantes y el perejil verde ofrecen un contraste de color vibrante para los frijoles de cera de color amarillo pálido; Las judías verdes también saben bien preparadas de esta manera. Para servir estos frijoles a temperatura ambiente, sustituya la mantequilla por aceite de oliva, que se endurecerá a medida que se enfríe.

1 libra de cera amarilla o ejotes

Sal

3 cucharadas de mantequilla sin sal

1 cebolla pequeña picada

1 diente de ajo finamente picado

1/2 taza de aceitunas negras suaves, como Gaeta, sin hueso y picadas

2 cucharadas de perejil fresco picado

1. Quita los extremos del tallo de las judías verdes. Ponga a hervir aproximadamente 2 litros de agua en una cacerola grande. Agrega los frijoles y la sal al gusto. Cocine sin tapar hasta que los frijoles estén tiernos pero crujientes, de 4 a 5 minutos. Enjuague los frijoles con agua fría y escurra bien. Seque. Corta los frijoles en trozos de 1 pulgada.

2. En una sartén lo suficientemente grande para contener todos los frijoles, derrita la mantequilla a fuego medio. Agregue la cebolla y el ajo y cocine hasta que estén tiernos y dorados, aproximadamente 10 minutos.

3. Agregue los frijoles, las aceitunas y el perejil hasta que estén bien calientes, aproximadamente 2 minutos. Servir caliente.

Espinaca con Limon

Spinaci al Limone

Rinde 4 porciones

Un chorrito de buen aceite de oliva y unas gotas de jugo de limón fresco realzan el sabor de las espinacas cocidas u otras verduras de hoja verde.

2 libras de espinacas frescas, sin tallos duros

1/4 taza de agua

Sal

Aceite de oliva virgen extra

Rodajas de limón

1. Lavar bien las espinacas con varios cambios de agua fría. Pon las espinacas, el agua y una pizca de sal en una olla grande. Tape la olla y encienda el fuego a medio. Cocine 5 minutos o hasta que la espinaca esté blanda y tierna. Escurre las espinacas y exprime el exceso de agua.

2. En un tazón para servir, mezcle las espinacas con aceite de oliva al gusto.

3. Sirve, caliente oa temperatura ambiente, adornado con rodajas de limón.

Espinacas u otras verduras con mantequilla y ajo

Verdura al Burro

Rinde 6 porciones

La suavidad de la mantequilla y el ajo va particularmente bien con el ligero amargor de verduras como la espinaca o la acelga.

2 libras de espinacas, sin tallos duros

1/4 taza de agua

Sal

2 cucharadas de mantequilla sin sal

1 diente de ajo finamente picado

Pimienta negra recién molida

1. Lavar bien las espinacas con varios cambios de agua fría. Pon las espinacas, el agua y una pizca de sal en una olla grande. Tape la olla y encienda el fuego a medio. Cocine 5 minutos o hasta que la espinaca esté blanda y tierna. Escurre las espinacas y exprime el exceso de agua.

2. En una sartén mediana, derrita la mantequilla a fuego medio. Agregue el ajo y cocine hasta que esté dorado, aproximadamente 2 minutos.

3. Agregue la espinaca, sal y pimienta al gusto. Cocine, revolviendo ocasionalmente, hasta que esté bien caliente, aproximadamente 2 minutos. Servir caliente.

Espinaca con Pasas y Piñones

Spinaci con Uva e Pinoli

Rinde 4 porciones

Las pasas y los piñones se utilizan para dar sabor a muchos platos en el sur de Italia y en todo el Mediterráneo. También se pueden preparar acelgas o hojas de remolacha de esta manera.

2 libras de espinacas frescas, sin tallos duros

1/4 taza de agua

Sal

2 cucharadas de mantequilla sin sal

Pimienta negra recién molida

2 cucharadas de pasas

2 cucharadas de piñones tostados

1. Lavar bien las espinacas con varios cambios de agua fría. Pon las espinacas, el agua y una pizca de sal en una olla grande. Tape la olla y encienda el fuego a medio. Cocine 5 minutos o hasta que la

espinaca esté blanda y tierna. Escurre las espinacas y exprime el exceso de agua.

2. Limpia la olla. Derrita la mantequilla en la olla, luego agregue las espinacas y las pasas. Revuelva una o dos veces y cocine 5 minutos hasta que las pasas estén gruesas. Espolvorear con los piñones y servir de inmediato.

Espinaca con Anchoas, Estilo Piamonte

Spinaci alla Piemontesa

Rinde 6 porciones

En Piamonte, esta sabrosa espinaca a menudo se sirve en rebanadas de pan fritas en mantequilla, pero también es buena por sí sola. Otra variación es cubrir las espinacas con huevos fritos o escalfados.

2 libras de espinacas frescas, sin tallos duros

1/4 taza de agua

Sal

1/4 taza de mantequilla sin sal

4 filetes de anchoa

1 diente de ajo finamente picado

1. Lavar bien las espinacas con varios cambios de agua fría. Pon las espinacas, el agua y una pizca de sal en una olla grande. Tape la olla y encienda el fuego a medio. Cocine 5 minutos o hasta que la espinaca esté blanda y tierna. Escurre las espinacas y exprime el exceso de agua.

2. Limpia la olla. Derrita la mantequilla en la olla. Agregue las anchoas y el ajo y cocine, revolviendo, hasta que las anchoas se disuelvan, aproximadamente 2 minutos. Agregue las espinacas y cocine, revolviendo constantemente, hasta que esté bien caliente, de 2 a 3 minutos. Servir caliente.

Escarola con Ajo

Scarola al'Aglio

Rinde 4 porciones

La escarola es un miembro de la amplia y variada familia de la achicoria, que incluye la endibia, la frisée, el diente de león y la achicoria. La escarola es muy popular en las cocinas napolitanas. Las pequeñas cabezas de escarola se rellenan y estofan, las tiernas hojas internas se comen crudas en ensaladas y la escarola también se cocina en sopa. Varíe este platillo omitiendo el pimiento rojo y agregando 1⁄4 de taza de pasas.

1 cabeza de escarola (alrededor de 1 libra)

3 cucharadas de aceite de oliva

3 dientes de ajo, en rodajas finas

Pizca de pimiento rojo triturado (opcional)

Sal

1. Recorta la escarola y desecha las hojas magulladas. Corta los extremos del tallo. Separe las hojas y lávelas bien con agua fría, especialmente en el centro de las hojas donde se acumula la tierra. Apila las hojas y córtalas en trozos pequeños.

2. En una olla grande, cocine el ajo y el pimiento rojo, si lo usa, en el aceite de oliva a fuego medio hasta que el ajo esté dorado, aproximadamente 2 minutos. Agrega la escarola y la sal al gusto. Revuelva bien. Tape la olla y cocine hasta que la escarola esté tierna, aproximadamente de 12 a 15 minutos. Servir caliente.

Diente de León con Patatas

Dente di Leone con Patate

Rinde 4 porciones

Las hojas de diente de león se pueden sustituir por col rizada o acelgas; necesita una verdura lo suficientemente firme como para cocinarse al mismo tiempo que las papas. Un poco de vinagre de vino enciende el sabor de estas verduras y patatas con ajo.

1 manojo de hojas de diente de león (aproximadamente 1 libra)

6 papas cerosas pequeñas, peladas y cortadas en rodajas

Sal

3 dientes de ajo picados

3 cucharadas de aceite de oliva

1 cucharada de vinagre de vino blanco

1. Recorta el diente de león y desecha las hojas magulladas. Corta los extremos del tallo. Separe las hojas y lávelas bien con agua fría, especialmente en el centro de las hojas donde se acumula la tierra. Corta las hojas transversalmente en trozos pequeños.

2. Ponga a hervir unos 4 litros de agua. Agrega las rodajas de papa, el diente de león y la sal al gusto. Vuelva a hervir el agua y cocine hasta que las verduras estén tiernas, unos 10 minutos. Escurrir bien.

3. En una sartén grande, cocine el ajo en el aceite hasta que esté dorado, aproximadamente 2 minutos. Agrega las verduras, el vinagre y una pizca de sal. Cocine, revolviendo bien, hasta que esté bien caliente, aproximadamente 2 minutos. Servir caliente.

Champiñones con Ajo y Perejil

Funghi Trifolati

Rinde 4 porciones

Esta es probablemente la forma más popular de preparar champiñones en Italia. Intente agregar algunas variedades de hongos exóticos para obtener más sabor.

1 paquete (10 a 12 onzas) de champiñones blancos

1/4 taza de aceite de oliva

2 cucharadas de perejil fresco picado

2 dientes de ajo grandes, en rodajas finas

Sal y pimienta negra recién molida

1. Coloque los champiñones en un colador y enjuáguelos rápidamente con agua corriente fría. Escurre los champiñones y sécalos. Corta los champiñones en mitades o en cuartos si son grandes. Recorta los extremos si se ven secos.

2. En una sartén grande, calienta el aceite a fuego medio. Agrega los champiñones. Cocine, revolviendo con frecuencia, hasta que

los champiñones se doren, de 8 a 10 minutos. Agrega el perejil, el ajo, la sal y la pimienta. Cocine hasta que el ajo esté dorado, unos 2 minutos más. Servir caliente.

Hongos, Estilo Génova

Funghi alle Erbe

Rinde 6 porciones

Las laderas alrededor de Génova están llenas de setas y hierbas silvestres, por lo que los cocineros allí las usan de muchas maneras. Los hongos porcini se usan típicamente para este plato, aunque se puede sustituir por cualquier hongo cultivado grande. Debido a que los porcini no suelen estar disponibles en los Estados Unidos, los sustituyo por hongos portobello carnosos y sabrosos. A veces los sirvo como pieza central de una comida sin carne.

6 champiñones portobello grandes

4 cucharadas de aceite de oliva

Sal y pimienta negra recién molida

2 dientes de ajo finamente picados

3 cucharadas de perejil fresco de hoja plana finamente picado

1 cucharadita de romero fresco picado

1/2 cucharadita de mejorana seca

1. Coloque una rejilla en el centro del horno. Precalienta el horno a 425 ° F. Engrase una bandeja para hornear lo suficientemente grande como para contener las tapas de los hongos en una sola capa.

2. Limpia los champiñones con toallas de papel húmedas. Quita los tallos de los hongos y recorta los extremos donde se acumula la tierra. Corta los tallos en rodajas finas. Coloca los tallos de los champiñones en un bol y mézclalos con 2 cucharadas de aceite.

3. Coloque las tapas de los champiñones con el lado abierto hacia arriba en la sartén. Espolvorear con sal y pimienta.

4. En un tazón pequeño, mezcle el ajo, el perejil, el romero, la mejorana y la sal y pimienta al gusto. Mezcle con las 2 cucharadas de aceite restantes. Coloque una pizca de la mezcla de hierbas en cada tapa de champiñón. Cubra con los tallos.

5. Hornea 15 minutos. Revisa los champiñones para ver si la sartén está demasiado seca. Agregue un poco de agua tibia si es necesario. Hornea 15 minutos más o hasta que estén tiernos. Servir caliente oa temperatura ambiente.

Champiñones asados

Funghi al Forno

Rinde de 4 a 6 porciones

En la primavera y el otoño, cuando son más abundantes, los hongos porcini se tuestan en aceite de oliva hasta que se doren ligeramente por los bordes pero tiernos y carnosos por dentro. Los porcini son raros y caros en los Estados Unidos, pero puede aplicar el mismo tratamiento a otras variedades de hongos gruesos y carnosos, como cremini, portobello u hongos blancos, con buenos resultados. Sin embargo, no llene la sartén, ya que algunas variedades emiten mucha agua y los champiñones se vaporizarán en lugar de ponerse marrones.

1 libra de champiñones, como blancos, cremini o portobello

4 dientes de ajo grandes, en rodajas finas

1/4 taza de aceite de oliva extra virgen

Sal y pimienta negra recién molida

1. Coloque una rejilla en el centro del horno. Precalienta el horno a 400 ° F. Limpia los champiñones con toallas de papel húmedas. Quita los tallos de los hongos y recorta los extremos donde se

acumula la tierra. Corta los champiñones en cuartos o en octavos si son grandes. En una fuente para asar lo suficientemente grande como para contener los ingredientes en una sola capa, mezcle los champiñones, el ajo y el aceite con sal y pimienta al gusto. Esparcirlos uniformemente en la sartén.

2. Ase 30 minutos, revolviendo una o dos veces, hasta que los champiñones estén tiernos y dorados. Servir caliente.

Champiñones Crema

Funghi alla Panna

Rinde 4 porciones

Estos cremosos champiñones son celestiales como guarnición con bistec, o pueden ser un aperitivo, servidos sobre finas rebanadas de pan tostado.

1 paquete (10 a 12 onzas) de champiñones blancos

2 cucharadas de mantequilla sin sal

1/4 taza de chalota picada

Sal y pimienta negra recién molida

1/2 taza de crema espesa

1. Limpia los champiñones con toallas de papel húmedas. Quita los tallos de los hongos y recorta los extremos donde se acumula la tierra. Corta los champiñones en rodajas gruesas.

2. En una sartén grande, derrita la mantequilla a fuego medio. Agregue la chalota y cocine hasta que se ablanden, aproximadamente 3 minutos. Agrega los champiñones y sal y

pimienta al gusto. Cocine, revolviendo con frecuencia, hasta que los champiñones estén ligeramente dorados, aproximadamente 10 minutos.

3. Agregue la crema y cocine a fuego lento. Cocine hasta que la crema esté espesa, aproximadamente 2 minutos. Sirva caliente o tibio.

Champiñones Rellenos Cremosos Al Horno

Funghi al Gratin

Rinde 4 porciones

Me gusta servirlos como guarnición con un simple bistec a la parrilla o rosbif, pero los champiñones más pequeños preparados de esta manera son buenos como aperitivo.

12 champiñones blancos o cremini grandes

4 cucharadas de mantequilla sin sal

1/4 taza de chalota o cebolla picada

1 cucharadita de tomillo fresco picado o una pizca de tomillo seco

Sal y pimienta negra recién molida

1/4 taza de crema batida o espesa

2 cucharadas de pan rallado seco

1. Limpia los champiñones con toallas de papel húmedas. Quita los tallos de los hongos y recorta los extremos donde se acumula la tierra. Picar los tallos.

2. En una sartén mediana, derrita 2 cucharadas de mantequilla. Agrega los tallos de los champiñones, la chalota y el tomillo. Sazone con sal y pimienta al gusto. Cocine, revolviendo con frecuencia, hasta que los tallos de los hongos estén ligeramente dorados, aproximadamente 10 minutos.

3. Agregue la crema y cocine a fuego lento hasta que espese, aproximadamente 2 minutos. Retirar del fuego.

4. Coloque una rejilla en el centro del horno. Precalienta el horno a 375 ° F. Unte con mantequilla una fuente para hornear lo suficientemente grande como para contener las tapas de los hongos en una sola capa.

5. Vierta la mezcla de crema en las tapas. Coloque las tapas en la sartén preparada. Espolvorear con el pan rallado. Salpique con las 2 cucharadas de mantequilla restantes.

6. Hornea los champiñones 15 minutos o hasta que las migas estén doradas y las tapas tiernas. Servir caliente.

Champiñones con Tomate y Hierbas

Funghi al Pomodoro

Rinde 4 porciones

Estos champiñones se cocinan con ajo, tomate y romero. Colóquelos sobre chuletas de cerdo o bistec.

1 libra de champiñones blancos

1/4 taza de aceite de oliva

1 diente de ajo finamente picado

1 cucharadita de romero fresco picado

1 tomate grande, pelado, sin semillas y picado

Sal y pimienta negra recién molida

2 cucharadas de perejil fresco picado

1. Limpia los champiñones con toallas de papel húmedas. Quita los tallos de los hongos y recorta los extremos donde se acumula la tierra. Corta los champiñones en mitades o cuartos. En una sartén grande, calienta el aceite a fuego medio. Agrega los champiñones, el ajo y el romero. Cocine, revolviendo con

frecuencia, hasta que los champiñones se doren, aproximadamente 10 minutos.

2. Agrega el tomate y sal y pimienta al gusto. Cocine hasta que los jugos se evaporen, unos 5 minutos más. Agregue el perejil y sirva inmediatamente.

Hongos en Marsala

Funghi al Marsala

Rinde 4 porciones

Los hongos y Marsala están hechos el uno para el otro. Sirve estos con pollo o ternera.

1 paquete (10 a 12 onzas) de champiñones blancos

1/4 taza de mantequilla sin sal

1 cucharada de aceite de oliva

1 cebolla mediana picada

Sal y pimienta negra recién molida

2 cucharadas de Marsala seco

2 cucharadas de perejil fresco picado

1. Limpia los champiñones con toallas de papel húmedas. Quita los tallos de los hongos y recorta los extremos donde se acumula la tierra. Corta los champiñones en mitades o cuartos, si son grandes. En una sartén grande, derrita la mantequilla con el aceite a fuego medio. Agregue la cebolla y cocine hasta que se ablande, 5 minutos.

2. Agregue los champiñones, la sal y la pimienta al gusto y el Marsala. Cocine, revolviendo con frecuencia, hasta que la mayor parte del líquido se evapore y los champiñones estén ligeramente dorados, aproximadamente 10 minutos. Agrega el perejil y retira del fuego. Servir caliente.

Champiñones a la plancha

Funghi alla Griglia

Rinde 4 porciones

Los champiñones grandes como el portobello, el shiitake y, lo mejor de todo, los porcini son maravillosos cocinados a la parrilla. Su textura y sabor son carnosos y jugosos realzados por los sabores ahumados de la parrilla. Los tallos del shiitake son demasiado leñosos para comer. Deséchelos y cocine solo las tapas.

4 champiñones frescos grandes, como shiitake, portobello o porcini

3 a 4 cucharadas de aceite de oliva

2 a 3 dientes de ajo grandes

2 cucharadas de perejil fresco picado

Sal y pimienta negra recién molida

1. Coloque una parrilla para barbacoa o parrilla a unas 5 pulgadas de la fuente de calor. Precaliente la parrilla o el asador.

2. Limpia los champiñones con toallas de papel húmedas. Quita los tallos de los hongos y recorta los extremos donde se acumula la

tierra. Corta los tallos de los hongos portobello o porcini en rodajas gruesas. Deseche los tallos de los hongos shiitake. Unte los champiñones con aceite. Coloque las tapas y los tallos en la parrilla con la parte superior redondeada de las tapas hacia la fuente del calor. Ase hasta que esté ligeramente dorado, unos 5 minutos.

3. En un tazón pequeño, mezcle 2 cucharadas de aceite, el ajo, el perejil y la sal y pimienta al gusto. Dar la vuelta a los trozos de champiñón y untarlos con la mezcla de aceite.

4. Cocine hasta que los champiñones estén tiernos, de 2 a 3 minutos más. Servir caliente.

Champiñones fritos

Funghi Fritti

Rinde 6 porciones

Una corteza crujiente de pan rallado recubre estos champiñones. Son buenos como aperitivos.

1 taza de pan rallado seco

1/4 de taza de Parmigiano-Reggiano recién rallado

2 huevos grandes, batidos

Sal y pimienta negra recién molida

1 libra de champiñones blancos frescos

Aceite vegetal para freír

Rodajas de limón

1. En un trozo de papel encerado, mezcle el pan rallado con el queso y esparza la mezcla sobre una hoja de papel encerado.

2. En un tazón pequeño, bata los huevos con sal y pimienta al gusto.

3. Enjuague rápidamente los champiñones con agua fría. Sécalos con palmaditas. Córtelos por la mitad o en cuartos si son grandes. Sumerja los champiñones en la mezcla de huevo y enróllelos en el pan rallado, cubriéndolos por completo. Deje que el revestimiento se seque unos 10 minutos.

4. Cubra una bandeja con toallas de papel. En una cacerola ancha y profunda, caliente el aceite hasta que una pequeña gota del huevo chisporrotee y se cocine rápidamente. Agregue los champiñones a la sartén, ya que quepan en una sola capa sin amontonarse. Fríe los champiñones hasta que estén crujientes y dorados, unos 4 minutos. Transfiera a las toallas de papel para escurrir. Fríe los champiñones restantes de la misma forma.

5. Sirve los champiñones calientes con rodajas de limón.

Gratinado de Champiñones

Tiella di Funghi

Rinde 4 porciones

Se pueden usar champiñones blancos grandes en esta cazuela en capas de Puglia, o sustituir por otra variedad carnosa como shiitake, portobello o cremini. Esto está bien caliente o a temperatura ambiente.

1 libra de champiñones portabello, cremini o champiñones blancos grandes, en rodajas gruesas

1/2 taza de pan rallado seco

1 1/2 taza de Pecorino Romano recién rallado

2 cucharadas de perejil fresco picado

4 cucharadas de aceite de oliva

Sal y pimienta negra recién molida

2 cebollas medianas, en rodajas finas

2 tomates medianos, pelados, sin semillas y picados

1. Limpia los champiñones con toallas de papel húmedas. Quita los tallos de los hongos y recorta los extremos donde se acumula la tierra. Corta los champiñones al menos 1/4 de pulgada de grosor. Coloque una rejilla en el centro del horno. Precalienta el horno a 350 ° F. Engrase un molde para hornear de 13 × 9 × 2 pulgadas.

2. En un tazón mediano, mezcle el pan rallado, el queso y el perejil. Agrega 2 cucharadas de aceite y sal y pimienta al gusto.

3. En la bandeja para hornear, haga una capa de la mitad de los champiñones, superponiendo ligeramente las rodajas. Coloque una capa de la mitad de las cebollas y los tomates sobre los champiñones. Espolvorear con sal y pimienta. Unte con la mitad de la mezcla de migas. Repite con el resto de ingredientes. Rocíe con las 2 cucharadas de aceite restantes.

4. Hornee durante 45 minutos o hasta que los champiñones estén tiernos al pincharlos con un cuchillo. Servir caliente.

Champiñones Ostra con Salchicha

Funghi al Salsiccie

Rinde 4 porciones

Mi amigo Phil Cicconi tiene muy buenos recuerdos de su padre, Guido, que vino de Ascoli Piceno en las Marcas. Se instaló en el oeste de Filadelfia, donde había un enclave de gente de la región, y le enseñó a Phil a buscar hongos silvestres y brócoli rabe en los campos cercanos a su casa. Ahora Phil continúa esta tradición con sus tres hijas. Los hongos ostra, que crecen en ciertos arces, son particularmente apreciados. La madre de Phil, Anna Maria, que venía de Abruzzo, preparaba los hongos de esta manera. Lo comieron como guarnición con pan italiano crujiente.

En esta receta se pueden usar hongos ostra cultivados o sustituirlos por mushooms blancos en rodajas.

1 libra de hongos ostra

2 cucharadas de aceite de oliva

2 dientes de ajo finamente picados

2 chalotas, finamente picadas

8 onzas de salchichas de cerdo dulces italianas, sin tripa

Sal

Pizca de pimiento rojo triturado

1 taza de tomates frescos pelados, sin semillas y picados

1. Limpia los champiñones con toallas de papel humedecidas. Corta los champiñones en tiras finas a lo largo de las branquias.

2. Vierta el aceite en una sartén grande. Agregue el ajo y las chalotas y cocine hasta que se ablanden, aproximadamente 2 minutos. Agregue la salchicha y cocine, revolviendo con frecuencia, hasta que se dore.

3. Agregue los champiñones, la sal al gusto y el pimiento rojo triturado y revuelva bien. Agrega los tomates y 1/4 de taza de agua. Llevar a fuego lento.

4. Baja el fuego y tapa la sartén. Cocine, revolviendo ocasionalmente, 30 minutos o hasta que la salchicha esté tierna y la salsa espese. Servir caliente.

Pastelería de tarta salada

Pasta Frolla Salata

Hace una base para pastel de 9 a 10 pulgadas

Se puede hacer un pastel sabroso similar a un quiche con queso, huevos y verduras. Estos pasteles son buenos a temperatura ambiente o calientes, y se pueden servir como piatto único (comida de un solo plato) o como aperitivo. Esta masa es buena para todo tipo de tartas saladas.

Extiendo esta masa entre dos hojas de plástico. Evita que la masa se pegue a la tabla y al rodillo, por lo que no es necesario añadir más harina, que puede endurecer la masa. Para asegurarme de que la corteza esté crujiente en la parte inferior, horneo parcialmente la cáscara antes de agregar el relleno.

1 1/2 tazas de harina para todo uso

1 cucharadita de sal

1/2 taza (1 barra) de mantequilla sin sal, a temperatura ambiente

1 yema de huevo

3 a 4 cucharadas de agua helada

1. Prepara la masa: Combina la harina y la sal en un bol grande. Con una batidora de repostería o un tenedor, corta la mantequilla hasta que la mezcla se asemeje a migas gruesas.

2. Batir la yema de huevo junto con 2 cucharadas de agua. Espolvorea la mezcla sobre la harina. Mezcle ligeramente hasta que la masa esté uniformemente humedecida y se una sin quedar pegajosa. Agregue el agua restante si es necesario.

3. Forma un disco con la masa. Envuelva en plástico. Refrigere 30 minutos o toda la noche.

4. Si la masa se ha refrigerado durante la noche, déjala reposar a temperatura ambiente de 20 a 30 minutos antes de extenderla. Coloque la masa entre dos hojas de envoltura de plástico y extiéndala en un círculo de 12 pulgadas, girando la masa y reorganizando la envoltura de plástico con cada vuelta. Retire la hoja superior de envoltura de plástico. Usando la hoja restante para levantar la masa, centre la masa con el plástico hacia arriba en un molde para tartas de 9 a 10 pulgadas con una base removible. Quita la envoltura de plástico. Presione suavemente la masa en la base y a lo largo de los lados.

5. Enrolle el rodillo sobre la parte superior de la sartén y corte la masa que sobresale. Presione la masa contra el costado de la

sartén para crear un borde más alto que el borde de la sartén. Enfriar la cáscara de la masa en el frigorífico durante 30 minutos.

6. Coloque la rejilla del horno en el tercio inferior del horno. Precalienta el horno a 450 ° F. Con un tenedor, pinche la parte inferior de la cáscara de la tarta a intervalos de 1 pulgada. Hornee por 5 minutos, luego pinche la masa nuevamente. Hornee hasta que esté listo, 10 minutos más. Retire la cáscara del horno. Deje enfriar sobre una rejilla durante 10 minutos.

Tarta de espinacas y ricotta

Crostata di Spinaci

Rinde 8 porciones

Comí una tarta como esta en Ferrara, uno de los restaurantes favoritos de Roma. Algo parecido a un quiche, está hecho con ricotta para darle más cremosidad. Es ideal para un plato de almuerzo o brunch, servido con una ensalada y vino pinot grigio frío.

1 receta Pastelería de tarta salada

Relleno

1 libra de espinacas, cortadas y enjuagadas

1/4 taza de agua

1 1/2 tazas de ricotta entera o parcialmente descremada

1/2 taza de crema espesa

3/4 de taza de Parmigiano-Reggiano recién rallado

2 huevos grandes, batidos

1/4 de cucharadita de nuez moscada recién rallada

Sal y pimienta negra recién molida

1. Prepara y hornea parcialmente la corteza. Reduzca la temperatura del horno a 375 ° F.

2. Mientras tanto, prepara el relleno. Pon las espinacas en una olla grande a fuego medio con el agua. Tape y cocine de 2 a 3 minutos o hasta que se ablanden y estén tiernos. Escurrir y enfriar. Envuelva las espinacas en un paño sin pelusa y exprima la mayor cantidad de agua posible. Pica finamente las espinacas.

3. En un tazón grande, bata las espinacas, ricotta, crema, queso, huevos, nuez moscada y sal y pimienta al gusto. Raspe la mezcla en la cáscara de tarta preparada.

4. Hornee de 35 a 40 minutos o hasta que el relleno esté firme y ligeramente dorado.

5. Enfríe la tarta en la sartén durante 10 minutos. Retire el borde exterior y coloque la tarta en un plato para servir. Sirva tibio oa temperatura ambiente.

Tarta de puerro

Crostata di Porri

Rinde de 6 a 8 porciones

Comí esta tarta en una enoteca, o bar de vinos, en Bolonia. El sabor a nuez del parmigiano y la nata realzan el dulce sabor de los puerros. También se puede hacer con champiñones o pimientos salteados en lugar de puerros.

1 receta Pastelería de tarta salada

Relleno

4 puerros medianos, alrededor de 1 1/4 libras

3 cucharadas de mantequilla sin sal

Sal

2 huevos grandes

3/4 taza de crema espesa

1/3 taza de Parmigiano-Reggiano recién rallado

Nuez moscada recién rallada

Pimienta negra recién molida

1. Prepara y hornea parcialmente la corteza. Reduzca la temperatura del horno a 375 ° F.

2. Prepara el relleno: Corta las raíces y la mayor parte de las puntas verdes de los puerros. Córtelos por la mitad a lo largo y enjuáguelos muy bien entre cada capa con agua corriente fría. Cortar los puerros en finas rodajas transversales.

3. En una sartén grande, derrita la mantequilla a fuego medio. Agrega los puerros y una pizca de sal. Cocine, revolviendo con frecuencia, hasta que los puerros estén tiernos al pincharlos con un cuchillo, unos 20 minutos. Retirar la sartén del fuego y dejar enfriar.

4. En un tazón mediano, bata los huevos, la crema, el queso y una pizca de nuez moscada. Agregue los puerros y la pimienta al gusto.

5. Vierta la mezcla en la cáscara de la tarta parcialmente horneada. Hornee de 35 a 40 minutos o hasta que el relleno esté firme. Sirva tibio oa temperatura ambiente.

Sándwiches de mozzarella, albahaca y pimiento asado

Panini di Mozzarella

Rinde 2 porciones

A veces hago este sándwich sustituyendo rúcula por albahaca y prosciutto por pimientos rojos.

4 onzas de queso mozzarella fresco, cortado en 8 rebanadas

4 rebanadas de pan de campo

4 hojas frescas de albahaca

1/4 de taza de pimientos morrones rojos o amarillos asados, cortados en tiras finas

1. Recorta las rodajas de mozzarella para que quepan en el pan. Si la mozzarella está jugosa, sécala. Coloque la mitad del queso en una sola capa sobre dos rebanadas de pan.

2. Coloque las hojas de albahaca y los pimientos sobre el queso y cubra con la mozzarella restante. Coloque el pan restante encima y presione firmemente con las manos.

3. Precaliente una prensa para sándwiches o una sartén para parrilla. Coloque los sándwiches en la prensa y cocine hasta que estén tostados, aproximadamente de 4 a 5 minutos. Si usa una sartén para asar, coloque un peso pesado como una sartén encima. Voltee los sándwiches cuando estén dorados por un lado, cubra con el peso y tueste por el otro lado. Servir caliente.

Sándwiches de espinaca y robiola

Panino di Spinaci e Robiola

Rinde 2 porciones

La focaccia agrega un agradable sabor y textura a los panini prensados. Otras verduras se pueden sustituir por las espinacas o usar las verduras sobrantes. Para el queso, me gusta usar robiola, un queso cremoso suave hecho con leche de vaca, cabra o oveja, o una combinación, de Piamonte y Lombardía. Otras posibilidades son el queso fresco de cabra o incluso el queso crema batido. Agregue una o dos gotas de aceite de trufa al relleno para darle un sabor terroso y un toque de lujo.

1 paquete (10 onzas) de espinacas frescas

4 onzas de robiola fresca o sustituto de queso de cabra

Aceite de trufa (opcional)

2 cuadrados o gajos de focaccia fresca

1. Pon las espinacas en una olla grande a fuego medio con 1/4 de taza de agua. Tape y cocine de 2 a 3 minutos o hasta que se ablanden y estén tiernos. Escurrir y enfriar. Envuelva las espinacas en un paño sin pelusa y exprima la mayor cantidad de agua posible.

2. Pica finamente las espinacas y colócalas en un tazón mediano. Agrega el queso y tritura las espinacas con el queso. Agregue una o dos gotas de aceite de trufa, si lo desea.

3. Con un cuchillo dentado largo, corte con cuidado la focaccia por la mitad de forma horizontal. Extienda la mezcla en el interior de las mitades inferiores de la focaccia. Coloque la parte superior de los sándwiches y aplánelos suavemente.

4. Precaliente una prensa para sándwiches o una sartén para parrilla. Si usa una prensa, coloque los sándwiches en la prensa y cocine hasta que estén tostados, aproximadamente de 4 a 5 minutos. Si usa una sartén para asar, coloque los sándwiches en la sartén, luego un peso pesado, como una sartén, encima.

5. Cuando estén dorados por un lado, voltee los sándwiches, cubra con el peso y tueste por el otro lado. Servir caliente.

Sándwich Riviera

Panino della Riviera

Rinde 4 porciones

La frontera geográfica que divide Italia y Francia tampoco significa una distinción en los alimentos consumidos en ambos lados. Con su clima y geografía similares, las personas que viven a lo largo de las costas italiana y francesa comparten costumbres alimentarias muy similares. Un ejemplo es el pan bagnat francés y el pane bagnato italiano, que significa "pan bañado", que a veces se llama sándwich Riviera en Italia. Este suculento sándwich, bañado con un vivo aderezo de vinagreta, está relleno de atún y pimientos asados en Francia. En el lado italiano de la frontera, la mozzarella sustituye al atún y se agregan anchoas, pero el resto es prácticamente igual. Este es el sándwich perfecto para llevar de picnic, porque los sabores combinan bien y solo mejora tal como está.

1 barra de pan italiano, de aproximadamente 12 pulgadas de largo

Vendaje

1 diente de ajo, muy finamente picado

1/4 taza de aceite de oliva

2 cucharadas de vinagre

1 1/2 cucharadita de orégano seco, desmenuzado

Sal y pimienta negra recién molida

2 tomates maduros, en rodajas

1 lata (2 onzas) de anchoas

8 onzas de mozzarella en rodajas

2 pimientos asados pelados y sin semillas con su jugo

12 aceitunas curadas en aceite, sin hueso y picadas

1. Corta la barra de pan por la mitad a lo largo y retira el pan blando del interior.

2. En un tazón pequeño, mezcle los ingredientes del aderezo y vierta la mitad del aderezo sobre los lados cortados del pan. Cubra la mitad inferior del pan con los tomates, las anchoas, la mozzarella, los pimientos asados y las aceitunas, rociando cada capa con un poco del aderezo.

3. Coloque la parte superior del sándwich y presiónelo para juntarlo. Envuelva en papel de aluminio y cubra con una tabla o

una sartén pesada. Deje reposar a temperatura ambiente hasta 2 horas o guárdelo en el refrigerador durante la noche.

4. Cortar en sándwiches de 3 pulgadas de ancho. Sirve a temperatura ambiente.

Sándwiches triangulares de atún y pimiento asado

Tramezzini al Tonno e Peperoni

Rinde 3 sándwiches

Algunos de los mismos sabores del abundante sándwich Riviera encuentran su camino en este delicado sándwich triangular que probé en un café romano favorito. El atún estaba sazonado con semillas de hinojo, pero a mí me gusta sustituirlo con polen de hinojo, que no es más que semillas de hinojo molidas, pero tiene más sabor. Muchos chefs lo utilizan en estos días y se puede encontrar en tiendas gourmet especializadas en hierbas secas, así como en sitios de Internet. Si no puede encontrar polen de hinojo, sustituya las semillas de hinojo, que puede moler usted mismo en un molinillo de especias o picar con un cuchillo.

1 pimiento rojo asado pequeño, escurrido y cortado en tiras finas

Aceite de oliva virgen extra

Sal

1 lata (3 1/2 onzas) de atún italiano envasado en aceite de oliva

2 cucharadas de mayonesa

1 a 2 cucharaditas de jugo de limón fresco

1 cucharada de cebolla verde picada

1 cucharadita de polen de hinojo

4 rebanadas de pan de molde blanco de buena calidad

1. Mezcle el pimiento asado con un poco de aceite y sal.

2. Escurre el atún y colócalo en un bol. Tritura bien el atún con un tenedor. Mezcle la mayonesa, el jugo de limón al gusto y la cebolla verde.

3. Unta el atún en dos de las rebanadas de pan. Cubra con las tiras de pimiento. Cubrir con el pan restante, presionando ligeramente.

4. Con un cuchillo de chef grande, corte la corteza del pan. Corta los sándwiches por la mitad en diagonal para formar dos triángulos. Sirva inmediatamente o cúbralo bien con una envoltura de plástico y refrigere hasta que esté listo para servir.

Sándwiches triangulares de jamón y higos

Tramezzini di Prosciutto e Fichi

Rinde 2 sándwiches

El sabor salado del prosciutto y el dulzor de la mermelada de higos ofrecen un agradable contraste en este bocadillo. Es muy bueno como aperitivo si lo cortas en cuartos. Sírvelo con Prosecco espumoso.

Mantequilla sin sal, a temperatura ambiente

4 rebanadas de pan de molde blanco de buena calidad

Aproximadamente 2 cucharadas de mermelada de higos

4 rebanadas finas de prosciutto italiano importado

1. Unte un poco de mantequilla en un lado de cada rebanada de pan. Unte alrededor de 2 cucharaditas de mermelada de higos sobre la mantequilla en cada rebanada.

2. Coloque dos rebanadas de jamón serrano en la mitad de las rebanadas. Coloque las rebanadas restantes de pan con la mermelada hacia abajo sobre el jamón serrano.

3. Con un cuchillo de chef grande, corte la corteza del pan. Corta los sándwiches por la mitad en diagonal para formar dos triángulos. Sirva inmediatamente o cubra con papel film y refrigere.

Manzanas Horneadas Amaretto

Mele al'Amaretto

Rinde 6 porciones

Amaretto es un licor dulce; amaretti son galletas crujientes. Ambos productos italianos están aromatizados con dos tipos de almendras: la variedad familiar, más una almendra ligeramente amarga que no se come sola, aunque se usa con frecuencia en Italia para dar sabor a los postres. Amaro significa "amargo" y tanto el licor como las galletas toman su nombre de estas almendras. Ambos están ampliamente disponibles: las galletas en tiendas especializadas y por correo y el licor en muchas licorerías.

La marca más conocida de galletas amaretti se empaqueta en latas o cajas rojas distintivas. Las galletas se envuelven en pares en papel de seda pastel. Hay otras marcas de amaretti que empaquetan las galletas sueltas en bolsas. Siempre tengo amaretti en casa. Se conservan durante mucho tiempo y son agradables con una taza de té o como ingrediente en varios platos dulces y salados.

Doradas son las manzanas que prefiero para hornear. Los cultivados localmente son dulces y crujientes, pero mantienen su forma muy bien cuando se hornean.

6 manzanas para hornear, como golden delicious

6 galletas amaretti

6 cucharadas de azúcar

2 cucharadas de mantequilla sin sal

6 cucharadas de amaretto o ron

1. Coloque una rejilla en el centro del horno. Precalienta el horno a 375 ° F. Unte con mantequilla una fuente para hornear lo suficientemente grande como para sostener las manzanas en posición vertical.

2. Retire los núcleos de manzana y pele las manzanas aproximadamente a dos tercios del camino hacia abajo desde el extremo del tallo.

3. Coloque las galletas amaretti en una bolsa de plástico y tritúrelas suavemente con un objeto pesado, como un rodillo. En un tazón mediano, licúa las migas con el azúcar y la mantequilla.

4. Rellene un poco de la mezcla en el centro de cada manzana. Vierta el amaretto sobre las manzanas. Vierta 1 taza de agua alrededor de las manzanas.

5. Hornea durante 45 minutos o hasta que las manzanas estén tiernas al pincharlas con un cuchillo. Sirva tibio o a temperatura ambiente.

Pastel de manzana de Livia

Torta di Mele alla Livia

Rinde 8 porciones

Mi amiga Livia Colantonio vive en Umbría en una granja llamada Podernovo. La granja cría ganado Chianina, cultiva una variedad de uvas de vinificación y embotella vino con la etiqueta Castello delle Regine.

Los huéspedes pueden alojarse en una de las casas de huéspedes bellamente restauradas de Podernovo, que está a solo 45 minutos de Roma, y disfrutar de unas vacaciones tranquilas. Livia hace este sencillo pero sensacional "pastel" que siempre es bueno después de una comida de otoño o invierno. No es un pastel en el sentido tradicional, porque está hecho casi en su totalidad de manzanas, con solo unas pocas migas de galleta entre las capas para contener algunos de los jugos de frutas. Sírvelo con una cucharada de crema batida o helado de ron y pasas.

Necesitará una sartén redonda o una fuente para hornear de 9 pulgadas de ancho por 3 pulgadas de profundidad. Use un molde para pasteles, una cazuela o un soufflé, pero no use un molde desmontable porque el jugo de manzana se derramará.

12 galletas amaretti

3 libras golden delicious, Granny Smith u otras manzanas firmes (aproximadamente 6 grandes)

1 1/2 taza de azúcar

1. Coloque las galletas amaretti en una bolsa de plástico y tritúrelas suavemente con un objeto pesado, como un rodillo. Debería tener aproximadamente 3/4 de taza de migas.

2. Pelar las manzanas y cortarlas en cuartos a lo largo. Corta los cuartos en rodajas de 1/8 de pulgada de grosor.

3. Coloque una rejilla en el centro del horno. Precalienta el horno a 350 ° F. Engrase generosamente un molde para hornear redondo de 9 × 3 pulgadas o un molde para tubos. Cubra el fondo de la sartén con un círculo de papel pergamino. Unte con mantequilla el papel.

4. Haga una capa de manzanas superpuestas ligeramente en el fondo de la sartén. Espolvorear con un poco de migas y azúcar. Alterne las capas de las rodajas de manzana restantes en la sartén con las migas restantes y el azúcar. Las rodajas de manzana no tienen que estar ordenadas. Coloque una hoja de papel de aluminio sobre la parte superior, moldeándola sobre el borde de la sartén.

5. Hornea las manzanas 1 hora y media. Destapar y hornear 30 minutos más o hasta que las manzanas estén tiernas al pincharlas con un cuchillo y disminuyan de volumen. Transfiera la sartén a una rejilla de alambre. Deje enfriar por lo menos 15 minutos. Pasa un cuchillo por el borde de la sartén. Sosteniendo la sartén con un agarraderas en una mano, coloque un plato de servir plano sobre la parte superior de la sartén. Invierta ambos, de modo que las manzanas se transfieran al plato.

6. Sirve a temperatura ambiente, corta en gajos. Cubra con un recipiente invertido y guárdelo en el refrigerador hasta por 3 días.

Albaricoques en almíbar de limón

Albicocche al Limone

Rinde 6 porciones

Los albaricoques perfectamente maduros realmente no necesitan mejoramiento, pero si tiene algunos que no son perfectos, intente cocinarlos en un simple almíbar de limón. Sirva los albaricoques escalfados fríos, posiblemente con crema batida con sabor a amaretto.

1 taza de agua fría

1/4 taza de azúcar o al gusto

2 (2 pulgadas) tiras de ralladura de limón

2 cucharadas de jugo de limón fresco

1 libra de albaricoques (alrededor de 8)

1. En una cacerola o sartén lo suficientemente grande como para contener las mitades de albaricoque en una sola capa, combine el agua, el azúcar, la ralladura y el jugo. Deje hervir a fuego medio-bajo y cocine, haciendo girar la sartén una o dos veces, durante 10 minutos.

2. Siguiendo la línea de los albaricoques, córtelos por la mitad y retire los huesos. Coloque las mitades en el almíbar hirviendo. Cocine, dando vuelta una vez, hasta que la fruta esté tierna, unos 5 minutos.

3. Deje que los albaricoques se enfríen brevemente en el almíbar, luego tápelos y guárdelos en el refrigerador. Servir frío.

Bayas con Limón y Azúcar

Frutti di Bosco al Limone

Rinde 4 porciones

El jugo de limón fresco y el azúcar resaltan todo el sabor de las bayas. Pruebe esto con una sola variedad de bayas o una combinación. Cubra las bayas aderezadas con una cucharada de hielo de limón o sorbete si lo desea.

Una de mis bayas favoritas, la diminuta fresa silvestre (fragoline del bosco), es común en Italia, pero no está ampliamente disponible aquí. Las fresas silvestres tienen un delicioso aroma a fresa y son fáciles de cultivar en maceta. Las semillas están disponibles en muchas compañías de catálogo y puede comprar las plantas en muchos viveros aquí en los Estados Unidos.

1 taza de fresas en rodajas

1 taza de moras

1 taza de arándanos

1 taza de frambuesas

Jugo de limón recién exprimido (aproximadamente 2 cucharadas)

Azúcar (aproximadamente 1 cucharada)

1. En un tazón grande, mezcle suavemente las bayas. Rocíe con el jugo de limón y el azúcar al gusto. Pruebe y ajuste la sazón.

2. Coloque las bayas en platos para servir poco profundos. Servir inmediatamente.

Fresas con Vinagre Balsámico

Fragole al Balsamico

Rinde 2 porciones

Si puedes encontrar las pequeñas fresas silvestres conocidas en italiano como fragoline del bosco, úsalas en este postre. Pero las fresas frescas comunes también se beneficiarán de un marinado rápido en vinagre balsámico envejecido. Como una pizca de jugo de limón fresco en un trozo de pescado o sal en un bistec, el intenso sabor dulce y ácido del vinagre balsámico realza muchos alimentos. Piense en ello como un condimento más que como un vinagre.

Probablemente tendrá que comprar vinagre balsámico añejo en una tienda especializada. En el área de Nueva York, una de mis fuentes favoritas es Di Palo Fine Foods en Grand Street en Little Italy (verFuentes). Louis Di Palo es una enciclopedia ambulante sobre el vinagre balsámico, así como sobre cualquier otro producto alimenticio importado de Italia. La primera vez que pedí balsámico, sacó varias botellas y les ofreció a todos en la tienda muestras a medida que explicaba cada una.

El mejor balsámico se elabora en las provincias de Modena y Reggio en Emilia-Romagna. Suave, complejo y almibarado, sabe más a un licor rico que a un vinagre fuerte, y a menudo se bebe como un cordial. Busque las palabras Aceto Balsamico Tradizionale en la etiqueta. Aunque es caro, un poco sirve para mucho.

1 pinta de fresas silvestres o cultivadas, en rodajas si son grandes

2 cucharadas de vinagre balsámico añejo de la mejor calidad, o al gusto

2 cucharadas de azúcar

En un tazón mediano, mezcle las fresas con el vinagre y el azúcar. Deje reposar 15 minutos antes de servir.

Frambuesas con Mascarpone y Vinagre Balsámico

Lampone con Mascarpone e Balsamico

Rinde 4 porciones

Siempre enjuague las frambuesas delicadas justo antes de que esté listo para usarlas; si las enjuaga antes, la humedad podría hacer que se echen a perder más rápidamente. Antes de servirlos, revíselos y deseche los que presenten algún signo de moho. Guarde las bayas en un recipiente poco profundo sin tapar en el refrigerador, pero utilícelas lo antes posible después de comprarlas, ya que se deterioran rápidamente.

El mascarpone es una crema espesa y suave que se llama queso, aunque solo tiene un ligero sabor a queso. Tiene una textura similar a la crema agria, o un poco más espesa. Si lo prefiere, puede sustituirla por crème fraîche, ricotta o crema agria.

1 1/2 tazas de mascarpone

Aproximadamente 1/4 de taza de azúcar

1 a 2 cucharadas de vinagre balsámico añejo de la mejor calidad

2 tazas de frambuesas, ligeramente enjuagadas y secas

1. En un tazón pequeño, bata el mascarpone y el azúcar hasta que estén bien mezclados. Agrega el vinagre balsámico al gusto. Deje reposar 15 minutos y revuelva nuevamente.

2. Divida las frambuesas en 4 copas o tazones para servir. Cubra con el mascarpone y sirva inmediatamente.

Cerezas en Barolo

Ciliege al Barolo

Rinde 4 porciones

Aquí, las cerezas dulces y maduras se cuecen a fuego lento al estilo de Piamonte en Barolo u otro vino tinto con cuerpo.

3 1/4 taza de azúcar

1 taza de Barolo u otro vino tinto seco

1 libra de cerezas dulces maduras, sin hueso

1 taza de crema para batir o espesa, bien fría

1. Al menos 20 minutos antes de que esté listo para batir la crema, coloque un bol grande y las batidoras de una batidora eléctrica en el refrigerador.

2. En una cacerola grande, combine el azúcar y el vino. Deje hervir a fuego lento y cocine 5 minutos.

3. Agrega las cerezas. Después de que el líquido vuelva a hervir a fuego lento, cocine hasta que las cerezas estén tiernas al pincharlas con un cuchillo, unos 10 minutos más. Dejar enfriar.

4. Justo antes de servir, retire el bol y las batidoras del frigorífico. Verter la nata en el bol y batir la nata a alta velocidad hasta que mantenga su forma suavemente cuando se levantan los batidores, unos 4 minutos.

5. Vierta las cerezas en tazones para servir. Sirve a temperatura ambiente o ligeramente frío con crema batida.

Castañas asadas calientes

Caldarroste

Rinde 8 porciones

El día de San Martín, el 11 de noviembre, se celebra en toda Italia con castañas asadas calientes y vino tinto recién hecho. La celebración marca no solo la fiesta de un santo amado que era conocido por su bondad con los pobres, sino también el final de la temporada de crecimiento, el día en que la tierra entra en reposo para el invierno.

Las castañas asadas también son un toque final clásico para las comidas de vacaciones de invierno en toda Italia. Los meto en el horno a cocinar cuando nos sentamos a cenar, y cuando terminamos con nuestro plato principal, ya están listos para comer.

1 libra de castañas frescas

1. Coloque una rejilla en el centro del horno. Precalienta el horno a 425 ° F. Enjuaga las castañas y sécalas. Coloque las castañas con el lado plano hacia abajo sobre una tabla de cortar. Corta con cuidado una X en la parte superior de cada uno con la punta de un cuchillo pequeño y afilado.

2. Coloque las castañas en una hoja grande de papel de aluminio resistente. Dobla un extremo sobre el otro para encerrar las castañas. Dobla los extremos para sellar. Coloque el paquete en una bandeja para hornear. Ase las castañas hasta que estén tiernas cuando las pinche con un cuchillo pequeño, aproximadamente de 45 a 60 minutos.

3. Transfiera el paquete de papel de aluminio a una rejilla para enfriar. Deja las castañas envueltas en el papel de aluminio durante 10 minutos. Servir caliente.

Conservas de higos

Marmellata di Fichi

Rinde 1 1/2 pintas

Las higueras, tanto domesticadas como silvestres, crecen en toda Italia, excepto en las regiones más al norte, donde hace demasiado frío. Debido a que son tan dulces y están ampliamente disponibles, los higos se utilizan en muchos postres, especialmente en el sur de Italia. Los higos maduros no se conservan bien, por lo que cuando son abundantes a finales del verano se conservan de diferentes formas. En Puglia, los higos se cocinan con agua para hacer un almíbar espeso y dulce que se usa para postres. Los higos también se secan al sol o se convierten en conservas de higos.

Un pequeño lote de conservas de higos es fácil de hacer y se puede guardar durante un mes en el refrigerador. Para un almacenamiento más prolongado, la mermelada debe enlatarse (siguiendo métodos seguros de enlatado) o congelarse. Sírvelo como complemento de un curso de quesos o para desayunar sobre pan de nueces con mantequilla.

1 1/2 libras de higos maduros frescos, enjuagados y secos

2 tazas de azucar

2 tiras de ralladura de limón

1. Pelar los higos y cortarlos en cuartos. Colócalos en un bol mediano con azúcar y ralladura de limón. Revuelva bien. Cubra y refrigere durante la noche.

2. Al día siguiente, transfiera el contenido del tazón a una cacerola grande y pesada. Llevar a fuego lento a fuego medio. Cocine, revolviendo ocasionalmente, hasta que la mezcla espese un poco, aproximadamente 5 minutos. Para probar si la mezcla es lo suficientemente espesa, coloque una gota del líquido ligeramente enfriado entre el pulgar y el índice. Si la mezcla forma un hilo cuando el pulgar y el dedo están ligeramente separados, las conservas están listas.

3. Vierta en frascos esterilizados y guárdelos en el refrigerador hasta por 30 días.

Higos bañados en chocolate

Fichi al Cioccolato

Rinde de 8 a 10 porciones

Los higos secos húmedos rellenos de nueces y bañados en chocolate son agradables como un capricho después de la cena.

Me gusta comprar cáscara de naranja confitada en Kalustyan's, una tienda en la ciudad de Nueva York que se especializa en especias, frutas secas y nueces. Debido a que venden mucho, siempre es fresco y lleno de sabor. Muchas otras tiendas especializadas venden buena cáscara de naranja confitada. También puede solicitarlo por correo (verFuentes). La cáscara de naranja confitada de los supermercados y otras frutas se cortan en trozos pequeños y generalmente se secan y no tienen sabor.

18 higos secos húmedos (aproximadamente 1 libra)

18 almendras tostadas

1/2 taza de piel de naranja confitada

4 onzas de chocolate agridulce, picado o partido en trozos pequeños

2 cucharadas de mantequilla sin sal

1. Cubra una bandeja con papel encerado y coloque una rejilla para enfriar encima. Haga una pequeña hendidura en la base de cada higo. Introduzca una almendra y un trozo de piel de naranja en los higos. Apriete la hendidura para cerrarla.

2. En la mitad superior de una caldera doble colocada sobre agua hirviendo a fuego lento, derrita el chocolate y la mantequilla, aproximadamente 5 minutos. Retirar del fuego y revolver hasta que quede suave. Deje reposar 5 minutos.

3. Sumerja cada higo en el chocolate derretido y colóquelo en la rejilla. Cuando se hayan mojado todos los higos, coloque la bandeja en el refrigerador para reposar el chocolate, aproximadamente 1 hora.

4. Coloca los higos en un recipiente hermético, separando cada capa con papel encerado. Conservar en el frigorífico hasta 30 días.

Higos en almíbar de vino

Fichi alla Contadina

Rinde 8 porciones

El calimyrna seco y los higos de la misión de California son húmedos y regordetes. Cualquiera de las dos variedades se puede utilizar para esta receta. Después de la caza furtiva, quedan bien como están o se sirven con helado o crema batida. También van bien con queso gorgonzola.

1 taza de vin santo, Marsala o vino tinto seco

2 cucharadas de miel

2 (2 pulgadas) tiras de ralladura de limón

18 higos secos húmedos (aproximadamente 1 libra)

1. En una cacerola mediana, combine el vin santo, la miel y la ralladura de limón. Deje hervir a fuego lento y cocine 1 minuto.

2. Agrega los higos y el agua fría para cubrir. Lleve el líquido a fuego lento a fuego lento y tape la olla. Cocine hasta que los higos estén tiernos, unos 10 minutos.

3. Con una espumadera, transfiera los higos de la olla a un tazón. Cocine el líquido, sin tapar, hasta que se reduzca y espese un poco, aproximadamente 5 minutos. Verter el almíbar sobre los higos y dejar enfriar. Refrigere por lo menos 1 hora y hasta 3 días. Sirva ligeramente frío.

Higos horneados de Dora

Fichi al Forno

Hace 2 docenas

Los higos secos rellenos de nueces son una especialidad de Pugliese. Esta receta es de mi amiga Dora Marzovilla, quien los sirve como un bocadillo después de la cena en el restaurante neoyorquino de su familia, I Trulli. Sirva los higos con una copa de vino de postre, como Moscato di Pantelleria.

24 higos secos húmedos (alrededor de 1 1/2 libras), sin los extremos del tallo

24 almendras tostadas

1 cucharada de semillas de hinojo

1 1/4 taza de hojas de laurel

1. Coloque una rejilla en el centro del horno. Precalienta el horno a 350 ° F. Retire los extremos duros del tallo de cada fig. Con un cuchillo pequeño, haga un corte en la base de los higos. Inserte una almendra en los higos y pellizque la ranura para cerrarla.

2. Coloque los higos en una bandeja para hornear y hornee de 15 a 20 minutos o hasta que estén ligeramente dorados. Deje enfriar sobre una rejilla.

3. Haga una capa de los higos en un recipiente de vidrio o plástico hermético de 1 cuarto de galón. Espolvorea con algunas de las semillas de hinojo. Cubra con una capa de hojas de laurel. Repita las capas hasta que se utilicen todos los ingredientes. Cubra y almacene en un lugar fresco (pero no en el refrigerador) al menos 1 semana antes de servir.

Honeydew en almíbar de menta

Melone alla Menta

Rinde 4 porciones

Después de una gran cena de pescado en un restaurante junto al mar en Sicilia, nos sirvieron esta combinación fresca de melón dulce bañado en un jarabe de menta fresca.

1 taza de agua fría

1/2 taza de azúcar

½ taza de hojas frescas de menta verde empaquetadas, y más para decorar

8 a 12 rodajas de melón dulce maduro pelado

1. En una cacerola, combine el agua, el azúcar y las hojas de menta. Deje hervir a fuego lento y cocine 1 minuto o hasta que las hojas se ablanden. Retirar del fuego. Deje enfriar, luego pase el almíbar a través de un colador de malla fina a un tazón para colar las hojas de menta.

2. Coloque el melón en una fuente y vierta el almíbar sobre el melón. Enfríe en el refrigerador brevemente. Sirve adornado con hojas de menta.

Naranjas en Almíbar de Naranja

Arancia Marinate

Rinde 8 porciones

Las jugosas naranjas en almíbar dulce son un postre perfecto después de una rica comida. Me gusta especialmente servirlos en invierno cuando las naranjas frescas están en su mejor momento. Dispuestas en una fuente, las naranjas se ven muy bonitas con su cobertura de tiras de ralladura de naranja y almíbar reluciente. Como variación, corte las naranjas en gajos y combínelas con piña madura en rodajas. Sirve la salsa de naranja sobre todo.

8 naranjas grandes de ombligo

1 1/4 tazas de azúcar

2 cucharadas de brandy o licor de naranja

1. Frota las naranjas con un cepillo. Recorta los extremos. Con un pelador de verduras, retire la parte coloreada de la piel de naranja (la cáscara) en tiras anchas. Evite escarbar en la médula blanca amarga. Apile las tiras de ralladura y córtelas en trozos estrechos de fósforos.

2. Retire la médula blanca de las naranjas. Coloque las naranjas en una fuente para servir.

3. Ponga a hervir una cacerola pequeña con agua. Agregue la ralladura de naranja y cocine a fuego lento. Cocine 1 minuto. Escurre la ralladura y enjuaga con agua fría. Repetir. (Esto ayudará a eliminar parte del amargor de la ralladura).

4. Coloque el azúcar y 1/4 de taza de agua en otra cacerola pequeña a fuego medio. Lleva la mezcla a ebullición. Cocine hasta que el azúcar se derrita y el almíbar espese, aproximadamente 3 minutos. Agregue la ralladura de naranja y cocine 3 minutos más. Dejar enfriar.

5. Agrega el brandy de naranja al contenido de la olla. Con un tenedor, retire la ralladura de naranja del almíbar y colóquela encima de las naranjas. Vierta el almíbar con una cuchara. Cubra y enfríe hasta 3 horas hasta que esté listo para servir.

Naranjas Gratinadas con Zabaglione

Arancia allo Zabaglione

Rinde 4 porciones

Gratiné es una palabra francesa que significa dorar la superficie de un plato. Por lo general, se aplica a los alimentos salados que se espolvorean con pan rallado o queso para ayudarlos a dorar.

El zabaglione generalmente se sirve solo o como salsa para frutas o pasteles. Aquí se vierte sobre las naranjas y se asa brevemente hasta que se dore un poco y forme una cubierta cremosa. Los plátanos, kiwis, bayas u otras frutas blandas también se pueden preparar de esta manera.

6 naranjas navel, peladas y en rodajas finas

Sabayón

1 huevo grande

2 yemas de huevo grandes

1/3 taza de azúcar

1/3 taza de Marsala seco o dulce

1. Precalienta el asador. Coloque las rodajas de naranja en una fuente para hornear ignífuga, superponiendo ligeramente.

2. Prepare el zabaglione: Llene una cacerola pequeña o el fondo de una caldera doble con 2 pulgadas de agua. Llevar a fuego lento a fuego lento. En un tazón más grande que el borde de la sartén o la parte superior del baño maría, combine el huevo, las yemas, el azúcar y Marsala. Batir con una batidora eléctrica de mano hasta que esté espumoso. Coloque sobre la olla con agua hirviendo. Batir hasta que la mezcla tenga un color pálido y mantenga una forma suave cuando se levantan los batidores, aproximadamente 5 minutos.

3. Extienda el zabaglione sobre las naranjas. Coloque el plato debajo del asador de 1 a 2 minutos o hasta que el zabaglione se dore en algunas partes. Servir inmediatamente.

Melocotones Blancos en Asti Spumante

Pesche Bianche en Asti Spumante

Rinde 4 porciones

Asti Spumante es un vino de postre dulce y espumoso de Piamonte, en el noroeste de Italia. Tiene un delicado sabor y aroma a flor de naranjo que proviene de las uvas moscatel. Si no puede encontrar melocotones blancos, los melocotones amarillos funcionarán bien o sustituirán a otra fruta de verano, como nectarinas, ciruelas o albaricoques.

4 duraznos blancos maduros grandes

1 cucharada de azucar

8 onzas de Asti Spumante frío

1. Pelar y deshuesar los melocotones. Córtelos en rodajas finas.

2. Mezclar los duraznos con el azúcar y dejar reposar 10 minutos.

3. Con una cuchara, coloque los duraznos en copas o vasos parfait. Vierta el Asti Spumante y sirva inmediatamente.

Duraznos al vino tinto

Pesche al Vino Rosso

Rinde 4 porciones

Recuerdo haber visto a mi abuelo cortar sus melocotones blancos de cosecha propia para remojarlos en una jarra de vino tinto. Los jugos de melocotón dulce domesticaron cualquier aspereza en el vino. Los melocotones blancos son mis favoritos, pero los melocotones amarillos o las nectarinas también son buenos.

1/3 taza de azúcar, o al gusto

2 tazas de vino tinto afrutado

4 duraznos maduros

1. En un tazón mediano, combine el azúcar y el vino.

2. Corta los melocotones por la mitad y quita los huesos. Corta los duraznos en trozos pequeños. Revuélvelas con el vino. Cubra y refrigere de 2 a 3 horas.

3. Vierta los duraznos y el vino en copas y sirva.

Melocotones Rellenos De Amaretti

Pesche al Forno

Rinde 4 porciones

Este es un postre favorito de Piamonte. Sírvelo rociado con crema espesa o cubierto con una bola de helado.

8 duraznos medianos, no demasiado maduros

8 galletas amaretti

2 cucharadas de mantequilla ablandada sin sal

2 cucharadas de azúcar

1 huevo grande

1. Coloque una rejilla en el centro del horno. Precalienta el horno a 375 ° F. Unte con mantequilla una fuente para hornear lo suficientemente grande como para contener las mitades de melocotón en una sola capa.

2. Coloque las galletas amaretti en una bolsa de plástico y tritúrelas suavemente con un objeto pesado, como un rodillo.

Debería tener alrededor de 1/2 taza. En un tazón mediano, mezcle la mantequilla y el azúcar y agregue las migas.

3. Siguiendo la línea alrededor de los melocotones, córtelos por la mitad y quíteles el hueso. Con una cuchara de pomelo o una bola de melón, saque un poco de la pulpa del melocotón del centro para ensanchar la abertura y agréguelo a la mezcla de migajas. Agrega el huevo a la mezcla.

4. Coloca las mitades de melocotón con los lados cortados hacia arriba en el plato. Vierta un poco de la mezcla de migas en cada mitad de durazno.

5. Hornea 1 hora o hasta que los duraznos estén tiernos. Servir caliente oa temperatura ambiente.

Peras en Salsa de Naranja

Pere all 'Arancia

Rinde 4 porciones

Cuando visité a Anna Tasca Lanza en Regaleali, la finca vinícola de su familia en Sicilia, me dio un poco de su excelente mermelada de mandarina para llevar a casa. Anna usa la mermelada tanto para untar como para salsa de postre, y me inspiró a mezclar un poco en el líquido de escalfar de algunas peras que estaba cocinando. Las peras tenían un hermoso esmalte dorado y a todos les encantó el resultado. Ahora hago este postre a menudo. Debido a que agotó rápidamente el suministro de mermelada que Anna me dio, utilizo mermelada de naranja de calidad comprada en la tienda.

1/2 taza de azúcar

1 taza de vino blanco seco

4 peras maduras firmes, como Anjou, Bartlett o Bosc

1/3 taza de mermelada de naranja

2 cucharadas de licor de naranja o ron

1. En una cacerola lo suficientemente grande para mantener las peras en posición vertical, combine el azúcar y el vino. A fuego medio, cocine a fuego lento y cocine hasta que el azúcar se disuelva.

2. Agrega las peras. Tape la sartén y cocine unos 30 minutos o hasta que las peras estén tiernas al pincharlas con un cuchillo.

3. Con una espumadera, transfiera las peras a una fuente para servir. Agrega la mermelada al líquido de la cacerola. Deje hervir a fuego lento y cocine 1 minuto. Retirar del fuego y agregar el licor. Vierta la salsa sobre y alrededor de las peras. Cubra y enfríe en el refrigerador al menos 1 hora antes de servir.

Peras con Marsala y Crema

Pere al Marsala

Rinde 4 porciones

Tenía peras preparadas de esta manera en una trattoria en Bolonia. Si los prepara justo antes de cenar, estarán a la temperatura adecuada para servirlos cuando esté listo para el postre.

Puede encontrar Marsala seco y dulce importado de Sicilia, aunque el seco es de mejor calidad. Cualquiera de los dos se puede utilizar para hacer postres.

4 peras grandes Anjou, Bartlett o Bosc, no demasiado maduras

1/4 taza de azúcar

1/2 taza de agua

1/2 taza de Marsala seco o dulce

1/4 taza de crema espesa

1. Pelar las peras y cortarlas por la mitad a lo largo.

2. En una sartén lo suficientemente grande para contener las mitades de pera en una sola capa, hierva el azúcar y el agua a

fuego medio. Revuelva para disolver el azúcar. Agrega las peras y tapa la sartén. Cocine de 5 a 10 minutos o hasta que las peras estén casi tiernas al pincharlas con un tenedor.

3. Con una espumadera, transfiera las peras a un plato. Agregue el Marsala a la sartén y cocine a fuego lento. Cocine hasta que el almíbar esté ligeramente espeso, unos 5 minutos. Agregue la crema y cocine a fuego lento 2 minutos más.

4. Regrese las peras a la sartén y rocíelas con la salsa. Transfiera las peras a platos para servir y vierta la salsa por encima. Deje enfriar a temperatura ambiente antes de servir.

Peras con salsa tibia de chocolate

Pere Affogato al Cioccolato

Rinde 6 porciones

Las peras frescas bañadas en una salsa de chocolate agridulce son un postre clásico europeo. Lo comí en Bolonia, donde la salsa de chocolate se hizo con chocolate Majani, una marca de fabricación local que, lamentablemente, no viaja lejos de su ciudad natal. Utilice un chocolate agridulce de buena calidad. Una marca que me gusta, Scharffen Berger, está hecha en California.

6 peras Anjou, Bartlett o Bosc, no demasiado maduras

2 tazas de agua

³1/4 taza de azúcar

4 (2 × 1/2 pulgada) tiras de ralladura de naranja, cortadas en palitos

    11/2 tazasSalsa de chocolate caliente

1. Pelar las peras, dejando intactos los tallos. Con una cuchara para melones o una cuchara pequeña, saque el corazón y las semillas, trabajando desde el fondo de las peras.

2. En una cacerola lo suficientemente grande para mantener todas las peras en posición vertical, lleve el agua, el azúcar y la ralladura de naranja a fuego lento a fuego medio. Revuelva hasta que el azúcar se disuelva.

3. Agrega las peras y reduce el fuego a bajo. Tape la sartén y cocine, volteando las peras una vez, durante 20 minutos o hasta que estén tiernas al pincharlas con un cuchillo pequeño. Deje enfriar las peras en el almíbar.

4. Cuando esté listo para servir, prepare la salsa de chocolate.

5. Con una espumadera, transfiera las peras a platos para servir. (Cubra y refrigere el almíbar para otro uso, como mezclar con frutas cortadas para una ensalada). Rocíe con salsa de chocolate tibia. Servir inmediatamente.

Peras especiadas con ron

Pere al Rhum

Rinde 6 porciones

El sabor dulce, suave, casi floral de las peras maduras se presta a muchos otros sabores complementarios. Las frutas como las naranjas, los limones y las bayas y muchos quesos van bien con ellas, y el Marsala y los vinos secos se utilizan a menudo para escalfar las peras. En Piamonte, me sorprendió gratamente que me sirvieran estas peras cocidas a fuego lento en un jarabe de ron especiado que acompañaba a un simple pastel de avellanas.

6 peras Anjou, Bartlett o Bosc, no demasiado maduras

1/4 taza de azúcar morena

1/4 taza de ron oscuro

1/4 taza de agua

4 dientes enteros

1. Pelar las peras, dejando intactos los tallos. Con una cuchara para melones o una cuchara pequeña, saque el corazón y las semillas, trabajando desde el fondo de las peras.

2. En una cacerola lo suficientemente grande para contener las peras, mezcle el azúcar, el ron y el agua a fuego medio hasta que el azúcar se derrita, aproximadamente 5 minutos. Agrega las peras. Esparce los clavos alrededor de la fruta.

3. Cubre la sartén y deja que el líquido hierva a fuego lento. Cocine a fuego medio-bajo de 15 a 20 minutos o hasta que las peras estén tiernas al pincharlas con un cuchillo. Con una espumadera, transfiera las peras a un plato para servir.

4. Cocine a fuego lento el líquido sin tapar hasta que esté reducido y espeso. Cuele el líquido sobre las peras. Dejar enfriar.

5. Sirva a temperatura ambiente o tape y enfríe en el refrigerador.

Peras Especiadas con Pecorino

Pere allo Spezie e Pecorino

Rinde 6 porciones

Los toscanos están orgullosos de su excelente queso de oveja. Cada pueblo tiene su propia versión, y cada uno tiene un sabor ligeramente diferente al de los demás, dependiendo de cómo se envejezca y de dónde provenga la leche. Por lo general, los quesos se comen cuando son bastante jóvenes y aún semifirmes. Cuando se come como postre, el queso a veces se rocía con un poco de miel o se sirve con peras. Me gusta esta presentación sofisticada que tuve en Montalcino: pecorino servido con peras cocidas en vino tinto local y especias, acompañado de nueces frescas.

Por supuesto, las peras también se sirven solas o con una cucharada grande de nata montada.

6 peras anjou, bartlett o bosc medianas, no demasiado maduras

1 taza de vino tinto seco

1/2 taza de azúcar

1 pedazo de canela (3 pulgadas)

4 dientes enteros

8 onzas de queso Pecorino Toscano, Asiago o Parmigiano-Reggiano, cortado en 6 piezas

12 mitades de nueces, tostadas

1. Coloque una rejilla en el centro del horno. Precalienta el horno a 450 ° F. Coloca las peras en una fuente para hornear lo suficientemente grande como para mantenerlas en posición vertical.

2. Mezcle el vino y el azúcar hasta que el azúcar se ablande. Vierta la mezcla sobre las peras. Esparce la canela y el clavo alrededor de las peras.

3. Hornea las peras, rociándolas de vez en cuando con el vino, de 45 a 60 minutos o hasta que estén tiernas al pincharlas con un cuchillo. Si el líquido comienza a secarse antes de que las peras estén listas, agregue un poco de agua tibia a la sartén.

4. Deje enfriar las peras en el plato, rociándolas de vez en cuando con el jugo de la sartén. (A medida que los jugos se enfrían, espesan y cubren las peras con un rico glaseado rojo). Retire las especias.

5. Sirve las peras con el almíbar a temperatura ambiente o ligeramente frías. Colóquelos en platos para servir con dos mitades de nuez y un trozo de queso.

Peras Escalfadas con Gorgonzola

Pere al Gorgonzola

Rinde 4 porciones

El sabor picante del queso gorgonzola mezclado con una crema suave es un complemento sabroso para estas peras escalfadas en un almíbar de vino blanco con limón. Una pizca de pistachos añade un toque de color brillante. Las peras Anjou, Bartlett y Bosc son mis variedades favoritas para la caza furtiva, porque su forma delgada les permite cocinarse uniformemente. Las peras escalfadas mantienen mejor su forma cuando la fruta no está demasiado madura.

2 tazas de vino blanco seco

2 cucharadas de jugo de limón fresco

3/4 taza de azúcar

2 (2 pulgadas) tiras de ralladura de limón

4 peras, como Anjou, Bartlett o Bosc

4 onzas de gorgonzola

2 cucharadas de ricotta, mascarpone o crema espesa

2 cucharadas de pistachos picados

1. En una cacerola mediana, combine el vino, el jugo de limón, el azúcar y la ralladura de limón. Deje hervir a fuego lento y cocine por 10 minutos.

2. Mientras tanto, pela las peras y córtalas por la mitad a lo largo. Retire los núcleos.

3. Deslice las peras en el almíbar de vino y cocine hasta que estén tiernas cuando las pinche con un cuchillo, aproximadamente 10 minutos. Dejar enfriar.

4. Con una espumadera, transfiera dos mitades de pera a cada plato para servir, con el corazón hacia arriba. Rocíe el almíbar alrededor de las peras.

5. En un tazón pequeño, machaca el gorgonzola con el ricotta para hacer una pasta suave. Coloque un poco de la mezcla de queso en el espacio sin corazón de cada mitad de pera. Espolvorea con los pistachos. Servir inmediatamente.

Pastel de pudín de pera o manzana

Budino di Pere o Mele

Rinde 6 porciones

No es un pastel o un pudín, este postre consiste en frutas cocidas hasta que estén tiernas y luego horneadas con una cobertura ligeramente similar a una torta. Es bueno con manzanas o peras o incluso con melocotones o ciruelas.

Me gusta usar ron oscuro para condimentar este postre, pero se puede sustituir por ron ligero, coñac o incluso grappa.

3 1/4 taza de pasas

1 1/2 taza de ron oscuro, coñac o grappa

2 cucharadas de mantequilla sin sal

8 peras o manzanas maduras firmes, peladas y cortadas en rodajas de 1/2 pulgada

1/3 taza de azúcar

Adición

6 cucharadas de mantequilla sin sal, derretida y enfriada

1/3 taza de azúcar

1 1/2 taza de harina para todo uso

3 huevos grandes, separados

2 1/3 taza de leche entera

2 cucharadas de ron oscuro, coñac o grappa

1 cucharadita de extracto puro de vainilla

Pizca de sal

Azúcar de repostería

1. En un tazón pequeño, mezcle las pasas y el ron. Deje reposar durante 30 minutos.

2. Derrita la mantequilla en una sartén grande a fuego medio. Agrega la fruta y el azúcar. Cocine, revolviendo ocasionalmente, hasta que la fruta esté casi tierna, aproximadamente 7 minutos. Agrega las pasas y el ron. Cocine 2 minutos más. Retirar del fuego.

3. Coloque una rejilla en el centro del horno. Precalienta el horno a 350 ° F. Engrase una fuente para hornear de 13 × 9 × 2 pulgadas. Vierta la mezcla de frutas en la fuente para hornear.

4. Prepara la cobertura: En un tazón grande, con una batidora eléctrica, bate la mantequilla y el azúcar hasta que se mezclen, aproximadamente 3 minutos. Agregue la harina, solo para combinar.

5. En un tazón mediano, mezcle las yemas de huevo, la leche, el ron y la vainilla. Revuelva la mezcla de huevo en la mezcla de harina hasta que se mezcle.

6. En otro bol grande, con batidores limpios batir las claras con la sal a velocidad baja hasta que estén espumosas. Aumente la velocidad y bata hasta que se formen picos suaves, aproximadamente 4 minutos. Doble suavemente las claras con el resto de la masa. Vierta la masa sobre la fruta en la fuente para hornear y hornee por 25 minutos o hasta que la parte superior esté dorada y firme al tacto.

7. Sirva tibio oa temperatura ambiente, espolvoreado con azúcar glass.

Compota de frutas tibia

Composta di Frutta Calda

Rinde de 6 a 8 porciones

El ron se utiliza a menudo para dar sabor a los postres en Italia. El ron oscuro tiene un sabor más profundo que el ron ligero. Sustituya el ron por otro licor o un vino dulce como Marsala en esta receta si lo desea. O haga una versión sin alcohol con jugo de naranja o manzana.

2 peras maduras firmes, peladas y sin corazón

1 manzana golden delicious o Granny Smith, pelada y sin corazón

1 taza de ciruelas pasas sin hueso

1 taza de higos secos, sin las puntas del tallo

1/2 taza de albaricoques secos sin hueso

1/2 taza de pasas negras

1/4 taza de azúcar

2 (2 pulgadas) tiras de ralladura de limón

1 taza de agua

1/2 taza de ron oscuro

1. Corta las peras y la manzana en 8 gajos. Corta las rodajas en trozos pequeños.

2. Combine todos los ingredientes en una cacerola grande. Tape y deje hervir a fuego medio-bajo. Cocine hasta que las frutas frescas estén tiernas y las frutas secas estén gruesas, aproximadamente 20 minutos. Agrega un poco más de agua si parecen secos.

3. Deje enfriar un poco antes de servir o cubra y refrigere hasta por 3 días.

Fruta Caramelizada Veneciana

Golosezzi Veneziani

Rinde 8 porciones

La capa de caramelo de estas brochetas de frutas venecianas se endurece, con un resultado parecido a una manzana de caramelo. Seque las frutas con palmaditas y haga estas brochetas de frutas en un día seco. Si el clima es húmedo, el caramelo no se endurecerá adecuadamente.

1 mandarina o clementina, pelada, dividida en secciones

8 fresas pequeñas, peladas

8 uvas sin semillas

8 dátiles deshuesados

1 taza de azucar

1/2 taza de jarabe de maíz ligero

1/4 taza de agua

1. Enhebre los trozos de fruta alternativamente en cada una de las ocho brochetas de madera de 6 pulgadas. Coloca una rejilla para enfriar encima de una bandeja.

2. En una sartén lo suficientemente grande como para que quepan las brochetas a lo largo, combine el azúcar, el jarabe de maíz y el agua. Cocine a fuego medio, revolviendo ocasionalmente hasta que el azúcar se disuelva por completo, aproximadamente 3 minutos. Cuando la mezcla comience a hervir, deje de revolver y cocine hasta que el almíbar comience a dorarse por los bordes. Luego, agite suavemente la sartén sobre el fuego hasta que el almíbar tenga un color marrón dorado uniforme, aproximadamente 2 minutos más.

3. Retire la sartén del fuego. Con unas pinzas, sumerja rápidamente cada brocheta en el almíbar, dándoles la vuelta para cubrir la fruta de forma ligera pero completa. Deje que el exceso de almíbar se drene nuevamente en la sartén. Coloque las brochetas en la rejilla para que se enfríen. (Si el almíbar en la sartén se endurece antes de sumergir todas las brochetas, vuelva a calentarlo suavemente). Sirva a temperatura ambiente dentro de 2 horas.

Fruta con Miel y Grappa

Composta di Frutta alla Grappa

Rinde 6 porciones

La grappa es una especie de brandy elaborado con vinaccia, las pieles y semillas que quedan después de prensar las uvas para hacer vino. Hubo un tiempo en que la grappa era una bebida tosca que los peones y obreros bebían principalmente en el norte de Italia para calentarse en los fríos días de invierno. Hoy en día, la grappa es una bebida muy refinada que se vende en botellas de diseño con tapones ornamentados. Algunas grappas se aromatizan con frutas o hierbas, mientras que otras se añejan en barricas de madera. Use una grappa simple y sin sabor para esta ensalada de frutas y para otros fines de cocina.

1/3 taza de miel

1/3 taza de grappa, brandy o licor de frutas

1 cucharada de jugo de limón fresco

2 kiwis, pelados y en rodajas

2 naranjas navel, peladas y cortadas en gajos

1 pinta de fresas, en rodajas

1 taza de uvas verdes sin semillas cortadas a la mitad

2 plátanos medianos, en rodajas

1. En un tazón grande para servir, mezcle la miel, la grappa y el jugo de limón.

2. Agregue los kiwis, las naranjas, las fresas y las uvas. Enfríe durante al menos 1 hora o hasta 4 horas. Agrega los plátanos justo antes de servir.

Ensalada de fruta de invierno

Macedonia del 'Inverno

Rinde 6 porciones

En Italia, una ensalada de frutas se llama Macedonia, porque ese país una vez se dividió en muchas secciones pequeñas que se juntaron para formar un todo, al igual que la ensalada se compone de trozos del tamaño de un bocado de diferentes frutas. En el invierno, cuando las opciones de frutas son limitadas, los italianos preparan ensaladas como esta aderezadas con miel y jugo de limón. Como variación, sustituya la miel por mermelada de albaricoque o mermelada de naranja.

3 cucharadas de miel

3 cucharadas de jugo de naranja

1 cucharada de jugo de limón fresco

2 toronjas, peladas y separadas en gajos

2 kiwis, pelados y en rodajas

2 peras maduras

2 tazas de uvas verdes sin semillas, cortadas a la mitad a lo largo

1. En un tazón grande, mezcle la miel, el jugo de naranja y el jugo de limón.

2. Agregue las frutas al tazón y mezcle bien. Enfríe durante al menos 1 hora o hasta 4 horas antes de servir.

Fruta de verano a la parrilla

Spiedini alla Frutta

Rinde 6 porciones

Las frutas de verano a la parrilla son ideales para una barbacoa. Sírvelas solas o con rebanadas de bizcocho y helado.

Si usa brochetas de madera, remójelas en agua fría al menos 30 minutos para evitar que se quemen.

2 nectarinas, cortadas en trozos de 1 pulgada

2 ciruelas, cortadas en trozos de 1 pulgada

2 peras, cortadas en trozos de 1 pulgada

2 albaricoques, cortados en cuartos

2 plátanos, cortados en trozos de 1 pulgada

Hojas de menta fresca

Aproximadamente 2 cucharadas de azúcar

1. Coloque una parrilla para barbacoa o parrilla a unas 5 pulgadas de la fuente de calor. Precaliente la parrilla o el asador.

2. Alterne trozos de frutas con las hojas de menta en 6 brochetas. Espolvorea con el azúcar.

3. Asa o asa la fruta 3 minutos por un lado. Voltee las brochetas y cocine a la parrilla o ase hasta que estén ligeramente doradas, aproximadamente 2 minutos más. Servir caliente.

Ricotta tibia con miel

Ricotta al Miele

Rinde de 2 a 3 porciones

El éxito de este postre depende de la calidad de la ricota, así que compre la más fresca disponible. Si bien la ricota de leche parcialmente desnatada está bien, la sin grasa es muy granulada e insípida, así que no la use. Si lo desea, agregue un poco de fruta fresca o pruebe con pasas y una pizca de canela.

1 taza de ricotta de leche entera

2 cucharadas de miel

1. Coloque la ricota en un tazón pequeño sobre una olla más pequeña con agua hirviendo. Caliente hasta que esté tibio, unos 10 minutos. Revuelva bien.

2. Coloca la ricota en platos para servir. Rocíe con la miel. Servir inmediatamente.

Café ricotta

Ricotta todo 'Caffè

Rinde de 2 a 3 porciones

Aquí hay un postre rápido que se presta a una multitud de variaciones. Sírvelo con unas galletas de mantequilla simples.

Si no puede comprar espresso finamente molido, asegúrese de pasar el café molido por su molinillo de café o procesador de alimentos. Si los granos son demasiado grandes, el postre no se mezclará bien, dejándolo con una textura arenosa.

1 taza (8 onzas) de ricotta entera o parcialmente descremada

1 cucharada de café (expreso) finamente molido

1 cucharada de azucar

Virutas de chocolate

En un tazón mediano, mezcle la ricota, el espresso y el azúcar hasta que la mezcla esté suave y el azúcar se disuelva. (Para una textura más cremosa, mezcle los ingredientes en un procesador de alimentos). Vierta en vasos parfait o copas y cubra con virutas de chocolate. Servir inmediatamente.

Variación: Para el ricotta de chocolate, sustituya el café por 1 cucharada de cacao sin azúcar.

Mascarpone y melocotones

Mascarpone al Pesche

Rinde 6 porciones

Mascarpone suave y cremoso y melocotones con amaretti crujiente se ven hermosos en parfait o copas de vino. Sirve este postre en una cena. Nadie adivinará lo fácil que es hacerlo.

1 taza (8 onzas) de mascarpone

1/4 taza de azúcar

1 cucharada de jugo de limón fresco

1 taza de nata para montar muy fría

3 melocotones o nectarinas, pelados y cortados en trozos pequeños

1/3 taza de licor de naranja, amaretto o ron

8 galletas amaretti, trituradas en migajas (aproximadamente 1/2 taza)

2 cucharadas de almendras en rodajas tostadas

1. Al menos 20 minutos antes de que esté listo para hacer el postre, coloque un bol grande y las batidoras de una batidora eléctrica en el refrigerador.

2. Cuando esté listo, en un tazón mediano, mezcle el mascarpone, el azúcar y el jugo de limón. Saca el bol y los batidores del frigorífico. Verter la nata en el bol frío y batir la nata a alta velocidad hasta que mantenga su forma suavemente cuando se levantan los batidores, unos 4 minutos. Con una espátula, doble suavemente la crema batida en la mezcla de mascarpone.

3. En un tazón mediano, mezcle los duraznos y el licor.

4. Vierta la mitad de la crema de mascarpone en seis copas de parfait o copas de vino. Haga una capa de melocotones, luego espolvoree con las migas de amaretti. Cubra con la crema restante. Cubra y enfríe en el refrigerador hasta 2 horas.

5. Espolvorea con las almendras antes de servir.

Espuma de Chocolate con Frambuesas

Spuma di Cioccolato al Lampone

Rinde 8 porciones

La crema batida doblada en mascarpone y chocolate es como una mousse de chocolate instantánea. Las frambuesas son un complemento dulce y picante.

1 pinta de frambuesas

1 a 2 cucharadas de azúcar

2 cucharadas de licor de frambuesa, cereza o naranja

3 onzas de chocolate agridulce o semidulce

1/2 taza (4 onzas) de mascarpone, a temperatura ambiente

2 tazas de crema batida o espesa fría

Virutas de chocolate, para decorar

1. Al menos 20 minutos antes de que esté listo para hacer el postre, coloque un bol grande y las batidoras de una batidora eléctrica en el refrigerador.

2. Cuando esté listo, mezcle las frambuesas con el azúcar y el licor en un tazón mediano. Dejar de lado.

3. Llene una olla pequeña con una pulgada de agua. Llevar a fuego lento a fuego lento. Coloque el chocolate en un recipiente más grande que el borde de la olla y coloque el recipiente sobre el agua hirviendo. Deje reposar hasta que el chocolate se derrita. Retirar del fuego y revolver el chocolate hasta que quede suave. Deje enfriar un poco, unos 15 minutos. Con una espátula de goma, doble el mascarpone.

4. Retire el tazón frío y las batidoras del refrigerador. Verter la nata en el bol y batir la nata a alta velocidad hasta que mantenga su forma suavemente cuando se levantan los batidores, unos 4 minutos.

5. Con una espátula, doble suavemente la mitad de la crema en la mezcla de chocolate, reservando la segunda mitad para la cobertura.

6. Vierta la mitad de la crema de chocolate en ocho vasos de parfait. Capa con las frambuesas. Vierta la crema de chocolate restante. Cubra con la crema batida. Adorna con las virutas de chocolate. Servir inmediatamente.

Tiramisu

Tiramisu

Rinde de 8 a 10 porciones

Nadie está muy seguro de por qué este postre se llama "recógeme" en italiano, pero se supone que el nombre proviene de la sacudida de cafeína que proporciona el café y el chocolate. Si bien la versión clásica contiene yemas de huevo crudas mezcladas con mascarpone, mi versión no tiene huevo porque no me gusta el sabor de los huevos crudos y encuentro que hacen que el postre sea más pesado de lo necesario.

Savoiardi (bizcochos crujientes importados de Italia) están ampliamente disponibles, pero se pueden sustituir los bizcochos de bizcocho o las rebanadas de bizcocho simple. Si lo desea, agregue un par de cucharadas de ron o coñac al café.

1 taza de crema batida o espesa fría

1 libra de mascarpone

1/3 taza de azúcar

24 savoiardi (bizcochos italianos importados)

1 taza de café expreso preparado a temperatura ambiente

2 cucharadas de cacao en polvo sin azúcar

1. Al menos 20 minutos antes de que esté listo para hacer el postre, coloque un bol grande y las batidoras de una batidora eléctrica en el refrigerador.

2. Cuando esté listo, retire el recipiente y las batidoras del refrigerador. Verter la nata en el bol y batir la nata a alta velocidad hasta que mantenga su forma suavemente cuando se levantan los batidores, unos 4 minutos.

3. En un tazón grande, mezcle el mascarpone y el azúcar hasta que quede suave. Tome aproximadamente un tercio de la crema batida y, con una espátula flexible, dóblela suavemente en la mezcla de mascarpone para aligerarla. Incorpora con cuidado la nata restante.

4. Sumerja ligera y rápidamente la mitad del savoiardi en el café. (No las sature o se desmoronarán). Coloque las galletas en una sola capa en un plato para servir cuadrado o redondo de 9 × 2 pulgadas. Vierta la mitad de la crema de mascarpone.

5. Sumerja el savoiardi restante en el café y colóquelo en una capa sobre el mascarpone. Cubra con el resto de la mezcla de

mascarpone y extiéndalo suavemente con la espátula. Coloque el cacao en un colador de malla fina y agítelo sobre la parte superior del postre. Cubra con papel de aluminio o envoltura de plástico y refrigere de 3 a 4 horas o durante la noche para que los sabores se puedan fusionar. Se mantendrá bien en el frigorífico hasta 24 horas.

Tiramisú de fresa

Tiramisù alle Fragole

Rinde 8 porciones

Aquí hay una versión de fresa del tiramisú que encontré en una revista de cocina italiana. Me gusta incluso más que la versión de café, pero prefiero los postres a base de frutas de todo tipo.

Maraschino es un licor de cereza italiano claro, ligeramente amargo, llamado así por la variedad de cerezas marasche. El marrasquino está disponible aquí, pero puede sustituirlo por otro licor de frutas si lo prefiere.

3 pintas de fresas, lavadas y peladas

1/2 taza de jugo de naranja

1/4 taza de marrasquino, crème di cassis o licor de naranja

1/4 taza de azúcar

1 taza de crema batida o espesa fría

8 onzas de mascarpone

24 savoiardi (dedos italianos de dama)

1. Reserva 2 tazas de las fresas más bonitas para decorar. Pica el resto. En un tazón grande, combine las fresas con el jugo de naranja, el licor y el azúcar. Deje reposar a temperatura ambiente durante 1 hora.

2. Mientras tanto, coloque un tazón grande y las batidoras de una batidora eléctrica en el refrigerador. Cuando esté listo, retire el recipiente y las batidoras del refrigerador. Verter la nata en el bol y batir la nata a alta velocidad hasta que mantenga su forma suavemente cuando se levantan los batidores, unos 4 minutos. Con una espátula flexible, doble suavemente el mascarpone.

3. Haga una capa de bizcochos en un plato para servir cuadrado o redondo de 9 × 2 pulgadas. Vierta la mitad de las fresas y su jugo. Unte la mitad de la crema de mascarpone sobre las bayas.

4. Repita con una segunda capa de bizcochos, fresas y crema, extendiendo la crema suavemente con una espátula. Cubra y refrigere de 3 a 4 horas o durante la noche para que los sabores se puedan fusionar.

5. Justo antes de servir, corte las fresas restantes en rodajas y colóquelas en filas en la parte superior.

Bagatela italiana

Zuppa Inglese

Rinde de 10 a 12 porciones

"Sopa inglesa" es el nombre caprichoso de este delicioso postre. Se cree que los cocineros italianos tomaron prestada la idea de la bagatela inglesa y agregaron toques italianos.

1 Anillos Vin Santo o 1 bizcocho (12 onzas) comprado en la tienda, cortado en rodajas, de 1/4 de pulgada de grosor

1/2 taza de mermelada de cereza ácida o frambuesa

1 1/2 taza de ron oscuro o licor de naranja

21/2 tazas cada uno Crema pastelera de chocolate y vainilla

1 taza de crema batida o espesa

Frambuesas frescas, para decorar

Virutas de chocolate, para decorar

1. Preparar el bizcocho y las cremas pasteleras, si es necesario. Luego, en un tazón pequeño, mezcle la mermelada y el ron.

2. Vierta la mitad de la crema pastelera de vainilla en el fondo de un tazón para servir de 3 cuartos de galón. Coloque 1/4 de las rebanadas de pastel encima y unte con 1/4 de la mezcla de mermelada. Coloque la mitad de la crema pastelera de chocolate encima.

3. Haz otra capa de 1/4 de la mezcla de bizcocho y mermelada. Repita con la crema de vainilla restante, 1/4 de la mezcla restante de pastel y mermelada, crema de chocolate y el resto de la mezcla de pastel y mermelada. Cubra bien con plástico y refrigere por lo menos 3 horas y hasta 24 horas.

4. Al menos 20 minutos antes de servir, coloque un tazón grande y las batidoras de una batidora eléctrica en el refrigerador. Justo antes de servir, retire el bol y las batidoras del frigorífico. Verter la nata en el bol y batir a alta velocidad hasta que mantenga su forma suavemente cuando se levantan los batidores, unos 4 minutos.

5. Vierta la crema encima de la bagatela. Adorne con frambuesas y virutas de chocolate.

Sabayón

Rinde 2 porciones

En Italia, zabaglione (pronunciado tsah-bahl-yo-neh; la g es silenciosa) es un postre dulce y cremoso a base de huevo, que a menudo se sirve como tónico para fortalecer la fuerza de alguien que sufre de un resfriado u otra dolencia. Con o sin enfermedad, es un postre delicioso solo o como salsa para frutas o pasteles.

La zabaglione debe ingerirse tan pronto como esté preparada o puede colapsar. Para preparar zabaglione con anticipación, consulte la receta dezabaglione frío.

3 yemas de huevo grandes

3 cucharadas de azucar

3 cucharadas de Marsala o vin santo seco o dulce

1. En la mitad inferior de una caldera doble o en una cacerola mediana, hierva a fuego lento aproximadamente 2 pulgadas de agua.

2. En la mitad superior del baño maría o en un recipiente resistente al calor que quepa cómodamente sobre la cacerola, bata las yemas de huevo y el azúcar con una batidora eléctrica

de mano a velocidad media hasta que esté suave, unos 2 minutos. Incorpora el Marsala. Coloque la mezcla sobre el agua hirviendo. (No permita que el agua hierva o los huevos se revolverán).

3. Mientras se calienta sobre el agua hirviendo, continúe batiendo la mezcla de huevo hasta que esté de color amarillo pálido y muy esponjoso y mantenga una forma suave cuando se deje caer de los batidores, de 3 a 5 minutos.

4. Vierta en copas altas y sirva inmediatamente.

Zabaglione de chocolate

Zabaglione al Cioccolato

Rinde 4 porciones

Esta variación de zabaglione es como una rica mousse de chocolate. Sírvelo tibio con crema batida fría.

3 onzas de chocolate agridulce o semidulce, picado

1/4 taza de crema espesa

4 yemas de huevo grandes

1/4 taza de azúcar

2 cucharadas de ron o licor de amaretto

1. En la mitad inferior de una caldera doble o en una cacerola mediana, hierva a fuego lento aproximadamente 2 pulgadas de agua. Combine el chocolate y la crema en un tazón pequeño resistente al calor colocado sobre el agua hirviendo. Deje reposar hasta que el chocolate se derrita. Revuelva con una espátula flexible hasta que quede suave. Retirar del fuego.

2. En la parte superior del baño maría o en otro recipiente resistente al calor que quepa sobre la cacerola, bata las yemas de huevo y el azúcar con una batidora eléctrica de mano hasta que esté suave, aproximadamente 2 minutos. Incorpora el ron. Coloque la mezcla sobre el agua hirviendo. (No permita que el agua hierva o los huevos se revolverán).

3. Batir la mezcla de yema hasta que esté pálida y esponjosa y mantenga una forma suave cuando se deja caer de los batidores, de 3 a 5 minutos. Retirar del fuego.

4. Con una espátula de goma, incorpore suavemente la mezcla de chocolate. Servir inmediatamente.

Zabaglione frío con frutos rojos

Zabaglione Freddo con Frutti di Bosco

Rinde 6 porciones

Si no desea preparar zabaglione justo antes de servir, esta versión fría es una buena alternativa. El zabaglione se enfría en un baño de agua helada y luego se dobla en crema batida. Se puede hacer hasta con 24 horas de anticipación. Me gusta servirlo sobre bayas frescas o higos maduros.

1 receta (aproximadamente 1 1/2 tazas) Sabayón

3 1/4 taza de crema batida o espesa fría

2 cucharadas de azúcar glass

1 cucharada de licor de naranja

1 1/2 tazas de arándanos, frambuesas o una combinación, enjuagados y secos

1. Al menos 20 minutos antes de que esté listo para hacer el zabaglione, coloque un tazón grande y los batidores de una batidora eléctrica en el refrigerador. Llene otro recipiente grande con hielo y agua.

2. Prepare el zabaglione a través del paso 3. Tan pronto como el zabaglione esté terminado, retírelo del agua hirviendo y coloque el recipiente sobre el agua helada. Con un batidor de varillas, batir el zabaglione hasta que esté frío, unos 3 minutos.

3. Retire el tazón frío y las batidoras del refrigerador. Vierta la nata en el bol y bata la nata a alta velocidad hasta que comience a tener una forma suave, aproximadamente 2 minutos. Agrega el azúcar glass y el licor de naranja. Batir la nata hasta que adquiera una forma suave cuando se levanten los batidores, unos 2 minutos más. Con una espátula flexible, doble suavemente el zabaglione frío. Cubra y enfríe en el refrigerador por lo menos 1 hora hasta que esté listo para servir.

4. Divida las bayas en 6 platos para servir. Cubra con la crema de zabaglione fría y sirva inmediatamente.

Gelatina de limón

Gelatina di Limone

Rinde 6 porciones

El jugo y la ralladura de limón hacen que este postre sea ligero y refrescante.

2 sobres de gelatina sin sabor

1 taza de azucar

2 1/2 tazas de agua fría

2 (2 pulgadas) tiras de ralladura de limón

2/3 taza de jugo de limón fresco

Rodajas de limón y ramitas de menta, para decorar

1. En una cacerola mediana, mezcle la gelatina y el azúcar. Agrega el agua y la ralladura de limón. Cocine a fuego medio, revolviendo constantemente, hasta que la gelatina se disuelva por completo, aproximadamente 3 minutos. (No permita que la mezcla hierva).

2. Retirar del fuego y agregar el jugo de limón. Vierta la mezcla a través de un colador de malla fina en un molde o tazón de 5 tazas. Cubra y enfríe hasta que cuaje, 4 horas hasta toda la noche.

3. Cuando esté listo para servir, llene un recipiente con agua tibia y sumerja el molde en el agua durante 30 segundos. Pasa un cuchillo pequeño por los lados. Coloque un plato sobre el molde y, manteniéndolos juntos, inviértalos para que la gelatina se transfiera al plato. Adorne con rodajas de limón y ramitas de menta.

Gelatina de Ron Naranja

Gelatina di Arancia al Rhum

Rinde 4 porciones

La crema batida con aroma a ron es un buen acompañamiento. El jugo de naranja sanguina funciona mejor aquí.

2 sobres de gelatina sin sabor

1 1/2 taza de azúcar

1 1/2 taza de agua fría

3 tazas de jugo de naranja natural

2 cucharadas de ron oscuro

Rodajas de naranja, para decorar

1. En una cacerola mediana, mezcle la gelatina y el azúcar. Agrega el agua y cocina a fuego medio, revolviendo constantemente, hasta que la gelatina se disuelva por completo, aproximadamente 3 minutos. (No permita que la mezcla hierva).

2. Retire del fuego y agregue el jugo de naranja y el ron. Vierta la mezcla en un molde o tazón de 5 tazas. Cubra y enfríe hasta que cuaje, 4 horas hasta toda la noche.

3. Cuando esté listo para servir, llene un recipiente con agua tibia y sumerja el molde en el agua durante 30 segundos. Pasa un cuchillo pequeño por los lados. Coloque un plato sobre el molde y, manteniéndolos juntos, inviértalos para que la gelatina se transfiera al plato. Adorne con las rodajas de naranja.

www.ingramcontent.com/pod-product-compliance
Lightning Source LLC
Chambersburg PA
CBHW071820080526
44589CB00012B/868